動脈硬化性疾患予防のための

脂質異常症
診療ガイド

2023年版

動脈硬化性疾患予防のための脂質異常症診療ガイド2023年版

編集委員

策定統括委員

策定委員長

塚 本 和 久　　帝京大学 医学部内科学講座

策定副委員長

吉 田　　博　　東京慈恵会医科大学 臨床検査医学講座・東京慈恵会医科大学附属柏病院

統括委員長

岡 村 智 教　　慶應義塾大学 医学部衛生学公衆衛生学

荒 井 秀 典　　国立長寿医療研究センター
石 垣　　泰　　岩手医科大学 医学部内科学講座 糖尿病・代謝・内分泌内科
大 村 寛 敏　　順天堂大学 医学部内科学教室循環器内科学講座
木 庭 新 治　　昭和大学 歯学部全身管理歯科学講座総合内科学部門
庄 司 哲 雄　　大阪公立大学 大学院医学研究科 血管病態制御学
藤 岡 由 夫　　神戸学院大学 栄養学部 臨床栄養学部門
横 手 幸太郎　　千葉大学 大学院医学研究院 内分泌代謝・血液・老年内科学
吉 田 雅 幸　　東京医科歯科大学 生命倫理研究センター・遺伝子診療科

作成委員

青 山 二 郎　　東京医科歯科大学 大学院医歯学総合研究科先進倫理医科学分野
赤 﨑 雄 一　　鹿児島大学 大学院医歯学総合研究科 心臓血管・高血圧内科学
秋 下 雅 弘　　東京大学 大学院医学系研究科 老年病学
池 田 義 之　　鹿児島大学 大学院医歯学総合研究科心臓血管・高血圧内科学
稲 垣 恭 子　　日本医科大学 大学院 医学研究科 内分泌代謝・腎臓内科学分野
江 川 真希子　　東京医科歯科大学 大学院医歯学総合研究科血管代謝探索研究部門
大 石　　充　　鹿児島大学 大学院医歯学総合研究科 心臓血管・高血圧内科学
岡 﨑 啓 明　　自治医科大学 医学部内科学講座内分泌代謝学部門
小 倉 正 恒　　順天堂大学 医療科学部臨床検査学科
勝 山 修 行　　国立国際医療研究センター 国府台病院 糖尿病・内分泌代謝内科
亀 山 詞 子　　日本女子大学 家政学部食物学科
菊 池　　透　　埼玉医科大学病院 小児科
北 川 一 夫　　東京女子医科大学 医学部脳神経内科学

木原 進士	大阪大学 大学院医学系研究科 保健学専攻 生体病態情報科学講座
小島 佐紀子	日本女子大学 家政学部食物学科
小関 正博	大阪大学 大学院医学系研究科 循環器内科学
斉藤 功	大分大学 医学部公衆衛生・疫学講座
斯波 真理子	大阪医科薬科大学・循環器センター
竹本 稔	国際医療福祉大学 医学部 糖尿病・代謝・内分泌内科学
田守 義和	神戸大学 大学院医学研究科 健康創造推進学分野
出口 順夫	埼玉医科大学総合医療センター 血管外科
寺内 公一	東京医科歯科大学 大学院医歯学総合研究科 茨城県地域産科婦人科学講座
土井 悦子	国家公務員共済組合連合会 虎の門病院 栄養部
土橋 一重	山梨大学 医学部小児科学教室
長井 直子	大阪大学 医学部附属病院 栄養マネジメント部
西澤 均	大阪大学 大学院医学系研究科内分泌・代謝内科学
野原 淳	石川県立中央病院 遺伝診療科
橋本 拓弥	埼玉医科大学総合医療センター 血管外科
長谷川 豊	岩手医科大学 医学部内科学講座 糖尿病・代謝・内分泌内科
濱口 浩敏	北播磨総合医療センター 脳神経内科
原 眞純	帝京大学 医学部附属溝口病院第四内科
前澤 善朗	千葉大学 大学院医学研究院 内分泌代謝・血液・老年内科学
増田 大作	りんくう総合医療センター 循環器内科、先進医療開発センター、ドクターサポートセンター、認知症ケアセンター、健康管理センター
松木 恒太	弘前大学 大学院医学研究科 内分泌代謝内科学講座
三井田 孝	順天堂大学 大学院医学研究科臨床病態検査医学
栁内 秀勝	国立国際医療研究センター 国府台病院 糖尿病・内分泌代謝内科
善積 透	医療法人功徳会 大阪晴愛病院
若槻 明彦	愛知医科大学 医学部産婦人科学講座

利益相反（COI）

　本書の委員はすべて、「動脈硬化性疾患予防のための脂質異常症診療ガイド2023年版」の内容に関して、動脈硬化性疾患および関連疾患の医療・医学の専門家あるいは専門医として、科学的および医学的公正さと妥当性を担保し、対象となる疾患の診療レベルの向上、対象患者の健康寿命の延伸・QOL の向上を旨として作成を行った。

　本書の策定に関わるすべての経費は、日本動脈硬化学会の年間予算より支出され、その他の資金提供は一切受けていない。作成に関わった委員の利益相反に関しては、「日本医学会 COI 管理ガイドライン」に基づき、就任時から遡って過去 4 年間（2019年 1 月 1 日〜2022年12月31日）の利益相反状況を日本動脈硬化学会のウエブサイト上に公開した。
https://www.j-athero.org/publications/gl/guide2023_coi.pdf

序　文

　わが国における死因統計では、動脈硬化性疾患はがんに次ぎ第二位を占めています。その主な原因は動脈硬化を基盤に発症する心筋梗塞などの虚血性心疾患と脳梗塞などの脳血管障害です。特に動脈硬化性疾患の強力な危険因子である脂質異常症は、多くの国民が罹患しており、その改善は国民の健康寿命の増進に必須です。急速な高齢化に伴い動脈硬化性疾患の発生の増加が予想され、発症に伴う社会的な損失を避けるためにも、治療対策とともに再発を含めた予防対策を全国的に普及・啓発することが、"高齢化先進国"の日本にとって喫緊の課題です。

　日本動脈硬化学会は動脈硬化性疾患予防ガイドライン2017年版の改訂を行い「動脈硬化性疾患予防ガイドライン2022年版」を2022年7月に発表しました。

　ガイドライン2022年版の変更点は、次の5項目に整理されます。

1. 随時（非空腹時）のトリグリセライド（TG）の基準値を設定。

2. 脂質管理目標値設定のための動脈硬化性疾患の絶対リスク評価手法として、冠動脈疾患に加えてアテローム血栓性脳梗塞を合わせた動脈硬化性疾患をエンドポイントとした久山町研究のスコアを採用。

3. 糖尿病がある場合のLDLコレステロール（LDL-C）の管理目標値について、末梢動脈疾患、細小血管症（網膜症、腎症、神経障害）合併時、または喫煙ありの場合は 100 mg/dL 未満とし、これらを伴わない場合は従前どおり120 mg/dL 未満と設定。

4. 二次予防の対象として冠動脈疾患に加えてアテローム血栓性脳梗塞も追加し、LDLコレステロールの管理目標値は 100 mg/dL 未満とした。さらに二次予防の中で、「急性冠症候群」、「家族性高コレステロール血症」、「糖尿病」、「冠動脈疾患とアテローム血栓性脳梗塞の合併」の場合は、LDLコレステロールの管理目標値は 70 mg/dL 未満と設定。

5. 近年の研究成果や臨床現場からの要望を踏まえて、新たに下記の項目を掲載：脂質異常症の検査、潜在性動脈硬化、非アルコール性脂肪性肝疾患（NAFLD）、非アルコール性脂肪肝炎（NASH）、生活習慣の改善に飲酒の項を追加、健康行動理論に基づく保健指導、慢性腎臓病（CKD）のリスク管理、続発性脂質異常症

6. 原発性脂質異常症遺伝子検査の拡大についてアップデート

ガイドライン発行の翌年に脂質異常症の治療の項目を中心にまとめたものを2008年から5年ごとに発行し、2022年のガイドライン改訂に伴い脂質異常症診療ガイド2023年版を発刊することとしました。本書の対象はこれまで通り実地医家等の臨床医から管理栄養士・栄養士、保健師などのメディカルスタッフとし、平易な文章で箇条書きによる記載としました。さらに2004年版から改訂を重ねたKeywordsは取捨選択し27個を記載し、Q&Aについては従来のものに新たに17個追加し、61個に増やしました。箇条書きスタイルをとり、非専門の先生が困ったときに参考となる情報をコンパクトに記載しています。

　脂質異常症の治療は生活習慣の改善から始まることから、管理栄養士・栄養士、保健師などのメディカルスタッフの方との連携がきわめて重要であり効果的です。またLDL-C高値の場合には家族性高コレステロール血症のような冠動脈疾患発症リスクの高い遺伝性疾患を鑑別することが求められており、本書はその手引きとして活用していただくべく構成されています。

　このように「動脈硬化性疾患予防のための脂質異常症診療ガイド2023年版」は脂質異常症患者の診療に必須の知識を理解していただく目的で簡潔に実用的にまとめられていますので、実地臨床医とともに脂質異常症のチーム医療に携わっているスタッフの方へのテキストとして実地臨床の一助になれば幸いです。

2023年6月
日本動脈硬化学会　理事長
島 野　仁

動脈硬化性疾患予防のための脂質異常症
診療ガイド改訂にあたって

　日本動脈硬化学会では、わが国における動脈硬化性疾患の一次予防・二次予防のための治療指針を示すために、1997年以降、新たな疫学や治療のエビデンスに基づいて、5度にわたりガイドラインの改訂を行ってきました。そして、これらガイドラインに準拠して、冠動脈疾患や脳血管障害などの動脈硬化性疾患予防のための脂質異常症治療法をわかりやすく示すのが、この「脂質異常症診療ガイド」です。

　さて、前回の診療ガイド2018年版の発刊以降、「動脈硬化性疾患予防ガイドライン2022年版」以外にも、日本動脈硬化学会は脂質異常症診療に重要な診療指針・ガイドラインとして、「スタチン不耐に関する診療指針2018」、「PCSK9 阻害薬の継続使用に関する指針」、「家族性高コレステロール血症診療ガイドライン（成人・小児）」などを発出しています。本ガイドでは、これらの診療指針・ガイドラインのメインとなる事項を該当箇所に盛り込み、そのエッセンスを示しています。また、難病に指定された原発性脂質異常症の疾患も 7 疾患に増加し、さらに2022年には遺伝子検査が保険適応となる疾患も 5 疾患となっています。このような状況を鑑み、非専門医や実地医家の先生が該当疾患に適切に対応できるよう、疾患の概要・特徴をコンパクトにまとめ、また複数の遺伝子が関与する疾患ではそのメカニズムが理解できるように解説もいれました。巻末の Q＆A の項目もボリュームアップし、日常臨床で遭遇しやすい判断・診断に難渋する症例や、予防ガイドライン2022年版について多くの先生方から寄せられた疑問についても解説しています。

　動脈硬化性疾患は脂質異常症のみならず高血圧、糖尿病、肥満、慢性腎臓病、喫煙などの危険因子で生じる疾患であり、従来のガイドと同様に包括的管理の項も予防ガイドラインにあわせて更新しました。治療効果を上げるために重要なアドヒアランス、専門医への紹介、などの日常診療に必須の項目や、2023年度改訂となった特定健診・特定保健指導に関する章も刷新しています。さらに、医療スタッフの方の参考となるよう、例えば食事療法の項目ではより参照しやすい構成とするなどの改訂を加えました。そして、近年の ICT 活用の潮流に乗り、デジタルブックでの診療ガイドの閲覧、QR コードや URL を使った各診療指針やガイドライン、そして専門医のリストの閲覧なども可能としました。

　本診療ガイドを診察室等においていただき、少しでも先生方・医療スタッフの方のお役に立てることを切に願うとともに、日本における脂質異常症治療がさらにより良きものとなっていくことを編集委員一同祈念しております。

2023年6月
診療ガイド編集委員会

目次

CONTENS

21　脂質異常症診療ガイドQ&A　·········· 157

Ⅰ. 脂質の検査・評価

目次

1 動脈硬化とは

ポイント

● 粥状動脈硬化の初期病変は、脂質を取り込んだマクロファージや平滑筋細胞の集蔟として血管内膜に形成される。

● "プラーク" と呼ばれるコレステロールに富む内膜肥厚巣が炎症を伴って徐々に進展し、内腔の狭小化や閉塞がもたらされる。

● 血管内腔の閉塞には線維性被膜の破綻によるプラーク破裂が関与する。

● 脂質に富むプラークは、急性冠症候群の原因となる不安定なプラークである。

● 頸動脈におけるプラークの進展は、非心原性脳梗塞の原因となる。

● 粥状動脈硬化以外にも中膜硬化性動脈硬化や細動脈硬化がある。

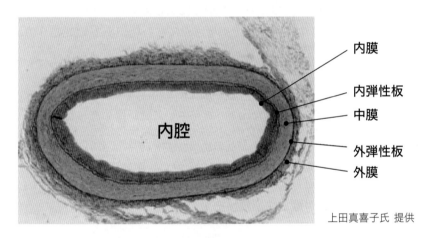

内膜
内弾性板
中膜
外弾性板
外膜
内腔

上田真喜子氏 提供

図1-1　正常冠動脈

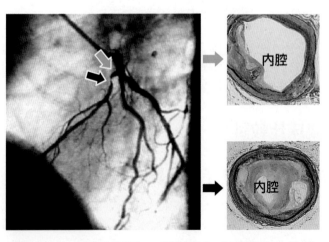

内腔
内腔

上田真喜子氏 提供

図1-2　冠動脈硬化の造影像と病理像との比較

　冠動脈造影の緑矢印部位では内腔は保たれているが、黒矢印部位で高度の狭窄所見が認められる。図1-2右上の病理写真は、造影写真での緑色の矢印部位である。緑色の矢印部位には、偏心性で軽度のプラーク形成がみられるものの、内腔は比較的広い。右下の病理写真は、造影写真の黒色の矢印部位である。黒色の矢印部位には、全周性の著明なプラーク形成が認められ、内腔は高度に狭窄している。

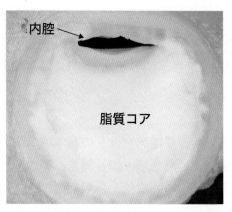

浅田祐士郎氏 提供

図1-3　脂質に富むプラークの肉眼像

脂質成分の多い黄色の脂質コアが認められる。

　脂質に富むプラークは、プラーク破裂を起こしやすい。冠動脈のプラーク破裂は、血栓形成による内腔閉塞を引き起こして、急性冠症候群の原因となる。

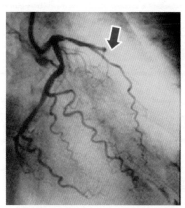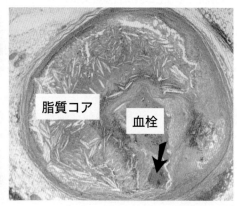

上田真喜子氏 提供

図1-4　冠動脈閉塞部位の造影像と病理像との比較（プラーク破裂と閉塞性血栓）

　左の造影写真の赤色の矢印部位は、冠動脈閉塞部位を示す。右の病理写真は、造影写真の赤色の矢印部位を示す。大きな脂質コアを有する脂質に富むプラークに破裂が生じ、内腔は血栓形成により、完全に閉塞している。

2 動脈硬化性疾患予防のための包括的管理

ポイント

● 動脈硬化性疾患予防には早期から脂質異常症に加え、メタボリックシンドローム、喫煙、高血圧、糖尿病、慢性腎臓病（CKD）等の包括的管理を行うべきである。

● 生活習慣の改善は動脈硬化性疾患予防の基本であり、薬物療法開始後も継続すべきである。

・動脈硬化性疾患予防に関する包括的管理チャートの基本的コンセプトは、生活習慣の包括的管理による危険因子（肥満、高血圧、高血糖、脂質異常、腎機能障害など）の改善である。

・各危険因子の重複状態には、生活習慣の改善とともに薬剤介入を含めた包括的管理が重要であり、遺伝性の場合や続発性の疾患群では原因疾患の治療など専門的な治療が必須である。

・包括的リスク評価・管理は Step 1から Step 6からなる（図2-1）

Step 1
a. スクリーニング（基本項目）
b. スクリーニング（追加項目）
c. 専門医等への紹介必要性の判断

Step 2 各危険因子の診断と追加評価項目

Step 3 治療開始前に確認すべき危険因子の検討

Step 4
危険因子と個々の病態に応じた管理目標値の設定
a. 高血圧
b. 糖尿病
c. 脂質異常症
d. 肥満

Step 5 生活習慣の改善

Step 6 薬物治療

図2-1　包括的リスク評価・管理の Step

Step 1　動脈硬化性脳心血管病リスク評価のためのスクリーニング

「脳心血管病予防に関する包括的リスク管理チャート2019年版について（日本内科学会雑誌 2019；108：1024-69）」をベースに、本診療ガイドの他章との整合性を図って本ガイド独自に示す。

「脳心血管病予防に関する包括的リスク管理チャート2019年版について
（日本内科学会雑誌 2019；108：1024-69）」
https://www.naika.or.jp/info/crmcfpoccd/

＊脳心血管病の包括的リスク管理には主要危険因子の網羅的なスクリーニングが重要で血液生化学検査だけでなく、注意深い病歴聴取や診察を行う。

＊スクリーニングは基本項目からなる Step 1a（表2-1）、追加項目を含む Step 1b（表2-2）から専門医への紹介の判断基準を述べた Step 1c（表2-3）からなる。

＊臨床検査の採血は、Step 1a では可能な限り空腹時が望ましく、Step 1b では原則空腹時とする。

表2-1　Step 1a

Step 1a　スクリーニング（基本項目）	
問診 *	年齢・性別、自覚症状、家族歴、合併症・既往歴、服用歴、生活習慣（喫煙 **・アルコール）、運動習慣、睡眠、家庭血圧
身体所見	身長、体重、BMI、診察室血圧、脈拍、胸部聴診
基本検査項目 （空腹時が望ましい）	TC・HDL-C・non-HDL-C（TC-HDL-C）、eGFR、ALT、γGT、HbA1c***、血糖 ***、尿一般（定性）、心電図 ****

* 特定検診の標準問診票や追加質問票を利用する。** 加熱式たばこも含む。***HbA1c、血糖いずれかのみが「糖尿病型」（HbA1c≧6.5%、または空腹時血糖≧126 mg/dL、または随時血糖≧200 mg/dL）を示した場合には、別の日に検査を実施する。**** 異常の程度に応じて専門医に紹介する（心房細動などの場合）。

表2-2　Step 1b

Step 1b　スクリーニング（追加項目）	
身体所見	腹囲（ウエスト周囲長）、起立時血圧（立位1～3分後）、四肢動脈触知、頸部血管雑音、腹部血管雑音
追加検査項目	血算、空腹時血糖、空腹時TG、LDL-C、尿酸、カリウム、胸部X線、足関節上腕血圧比（ABI）、血漿アルドステロン濃度／レニン活性比*、尿蛋白／Cr 比（随時スポット尿定量）**

* 測定すべき対象：低K血症、または40歳未満、または血圧≧160/100 mmHg。判定：血漿アルドステロン濃度／レニン活性比（ARR）＞200（CLEIA 法）かつ血中アルドステロン濃度（PAC [CLEIA 法]）≧60 pg/mL の場合は専門医等へ紹介。** 尿一般（定性）検査にて異常があった場合に測定する。

表2-3　Step 1c

Step 1c　専門医への紹介必要性の判断	
①脳卒中／一過性脳虚血発作・冠動脈疾患・心房細動等の不整脈・大動脈疾患や末梢動脈疾患の既往や合併が疑われる場合	
②高血圧	二次性高血圧疑い（若年発症・急激な発症など）、妊娠高血圧症候群、高血圧緊急症・切迫症疑い（未治療で拡張期血圧≧120 mmHg）、治療抵抗性高血圧（治療中ではあるが≧180/110 mmHg または 3 剤併用でも降圧目標未達成）
③糖尿病	1 型糖尿病、HbA1c≧8.0％、空腹時血糖≧200 mg/dL（または随時血糖≧300 mg/dL）、急性合併症（高血糖緊急症）、妊娠糖尿病
④脂質異常症	LDL-C≧180 mg/dL、HDL-C＜30 mg/dL、空腹時 TG≧500 mg/dL、non-HDL-C≧210 mg/dL、原発性高脂血症疑い、二次性（続発性）脂質異常症疑い
⑤慢性腎臓病（CKD）	蛋白尿と血尿を両方認める CKD 患者 eGFR＜45 ml/min/1.73 m^2（G3b〜5）、または蛋白尿区分 A3（糖尿病では尿アルブミン／Cr 比 300 mg/gCr 以上の場合、それ以外では尿蛋白／Cr 比 0.5g/Cr 以上）。40歳未満や A2区分（糖尿病では尿アルブミン／Cr 比 30〜299 mg/gCr、それ以外では尿蛋白／Cr 比 0.15〜0.49 g/Cr）では、eGFR45〜59 でも紹介することが望ましい
⑥肥満	高度肥満（BMI≧35 kg/m^2）、二次性肥満（症候性肥満）疑い

Step 2　各危険因子の診断と追加評価項目

Step 2 は各危険因子の診断と追加評価で、表2-4の 5 項目に基づき行う。

表2-4　Step 2

Step 2　各危険因子の診断と追加評価項目	
2 A 高血圧	診察室血圧≧140/90 mmHg、または家庭血圧≧135/85 mmHg　必要に応じて24時間血圧測定（夜間高血圧・職場高血圧の鑑別）
2 B 糖尿病	2 B-1）糖尿病の疑いが否定できない場合 HbA1c 5.6～6.4%・空腹時血糖 100-125 mg/dL・随時血糖 140-199 mg/dL のいずれか、または濃厚な糖尿病の家族歴や肥満が存在するもの→75 gOGTT を実施（ただし、明らかな糖尿病の症状が存在するものを除く） 2 B-2）糖尿病と診断された場合 同一採血で HbA1c と血糖値がともに糖尿病型や、血糖値が糖尿病型で典型的な症状（口渇・多飲・多尿・体重減少）を有するか確実な糖尿病網膜症を有する場合、または別の日に行った検査で糖尿病型が再確認できた場合（ただし、初回検査と再検査の少なくとも一方で、必ず血糖値が糖尿病型であること）→眼底検査、尿アルブミン／Cr 比（随時スポット尿定量）を実施
2 C 脂質異常	LDL-C≧140 mg/dL、HDL-C＜40 mg/dL、空腹時 TG≧150 mg/dL、随時 TG≧175 mg/dL、non-HDL-C≧170 mg/dL のいずれか→角膜輪／アキレス腱肥厚／皮膚・腱黄色腫／発疹性黄色腫の有無を確認
2 D CKD	eGFR＜60 ml/min/1.73 m^2 または蛋白尿が 3 か月以上持続
2 E メタボリックシンドローム	腹囲≧85 cm（男性）、または≧90 cm（女性）、かつ血清脂質異常（HDL-C＜40 mg/dL、または空腹時 TG ≧150 mg/dL）・血圧高値（≧130/85 mmHg）・高血糖（空腹時血糖≧110 mg/dL）の 2 項目以上

Step 3 治療開始前に確認すべき危険因子

Step 3 は脳心血管病予防、治療開始において特に留意すべき危険因子を挙げたもので、なかでも危険因子の重複状態は厳格な管理を要することを常に念頭に置くべきである（**表2-5**）。

表2-5 Step 3

Step 3 治療開始前に確認すべき危険因子*
1．喫煙
2．高血圧
3．糖尿病（耐糖能異常を含む）
4．脂質異常症
5．慢性腎臓病
6．肥満（特に内臓脂肪型肥満）
7．加齢・性別（男性または閉経後女性）
8．家族歴

* 危険因子の重積状態は厳格な管理を要することを常に念頭に置く

Step 4　危険因子と個々の病態に応じた管理目標の設定

リスクと個々の病態に応じた管理目標は**表2-6**に示す通りである。

表2-6　Step 4

Step 4　各危険因子の個々の病態に応じた管理目標の設定*	
4 A 高血圧	①75歳未満・脳血管障害患者（両側頸動脈狭窄や脳主幹動脈閉塞なし）・CKD 患者（蛋白尿陽性）・冠動脈疾患患者・糖尿病患者・抗血栓薬服用中：＜130/80 mmHg（家庭血圧＜125/75 mmHg） ②75歳以上・脳血管障害患者（両側頸動脈狭窄や脳主幹動脈閉塞あり、または未評価）・CKD 患者（蛋白尿陰性）：＜140/90 mmHg（家庭血圧＜135/85 mmHg）
4 B 糖尿病	①血糖正常化を目指す際のコントロール指標：HbA1c＜6.0% ②合併症予防のためのコントロール指標：HbA1c＜7.0% ③治療強化が困難な場合のコントロール指標：HbA1c＜8.0%
4 C 脂質異常症	下記に加え全てのリスクカテゴリーで、HDL-C ≧40 mg/dL、TG＜150 mg/dL（空腹時）、TG＜175 mg/dL（随時） 低リスク：LDL-C＜160 mg/dL（non-HDL-C＜190 mg/dL） 中リスク：LDL-C＜140 mg/dL（non-HDL-C＜170 mg/dL） 高リスク：LDL-C＜120 mg/dL（non-HDL-C＜150 mg/dL） 　　　　　LDL-C＜100 mg/dL（non-HDL-C＜130 mg/dL）** ** 糖尿病において、PAD、細小血管症（網膜症、腎症、神経障害）合併時、または喫煙ありの場合
4 D 肥満	3～6か月での体重あるいはウエスト周囲長の 3 %以上の減少

* 高齢者では独居や介護の状況などの生活環境、日常生活動作（ADL）、認知機能、QOL など個々の事情を勘案し、管理目標を立てる。

Step 5 生活習慣の改善

・生活習慣改善は動脈硬化性疾患予防の根幹であり、安易な薬物療法導入は厳に慎むべきである。
・薬物治療中も生活習慣の改善指導を怠るべきではない。主な改善項目を表2-7に示す。
・リスクが高いと考えられる場合は事前にメディカルチェックを行い、運動療法の可否や制限の必要性について専門医の意見を求める。

表2-7 Step 5

Step 5 　生活習慣の改善すべき項目	
禁煙	禁煙は必須。受動喫煙を防止。
体重管理	定期的に体重を測定する。 BMI < 25 kg/m^{2}であれば適正体重を維持する。 BMI ≧ 25 kg/m^{2}の場合は、総エネルギー摂取量を消費エネルギー量より少なくし、体重減少を図る。
食事管理	適切な総エネルギー摂取量と、三大栄養素（たんぱく質、脂肪、炭水化物）およびビタミン、ミネラルをバランスよく摂取する。 飽和脂肪酸やコレステロールを過剰に摂取しない。 トランス脂肪酸の摂取を控える。 n-3 系多価不飽和脂肪酸の摂取を増やす。 食物繊維の摂取を増やす。 減塩し、食塩摂取量は 6 g 未満／日を目指す。
身体活動・運動	中等度以上* の有酸素運動を中心に、習慣的に行う（毎日合計30分以上を目標）。 日常生活の中で、座位行動** を減らし、活動的な生活を送るように注意を促す。 有酸素運動の他にレジスタンス運動や柔軟運動も実施することが望ましい。
飲酒	アルコールの摂取は 25 g/日*** 以下、あるいはできるだけ減らす。 休肝日を設ける。

*　中等度以上とは 3 METs 以上の強度を意味する。METs は安静時代謝の何倍に相当するかを示す活動強度の単位。
**　座位行動とは座位および臥位におけるエネルギー消費量が 1.5 METs 以下の全ての覚醒行動。
***　ビールで大瓶 1 本（633 mL）、日本酒で 1 合強、ワインで 250 mL 程度まで（第 9 章　表9-4参照）。

Step 6　薬物療法

・生活習慣の改善は継続し、薬物療法の開始や継続は個々のリスクや病態に応じて慎重に行う。

・ただし、リスクが高い場合は厳格な薬物療法が必要である。

　* 薬物療法の詳細は、各疾患のガイドラインに従う。

　** 75歳以上の高齢者や腎機能障害を有する場合は、薬剤の副作用に特に注意する。

・エンドオブライフの状態にある人に対する生活習慣治療に関しては QOL を考慮しながら、薬物療法の中止についても積極的に検討する。

3 動脈硬化の臨床診断法

ポイント

- 動脈硬化を評価する方法には、形態学的検査法と血管機能検査法がある。
- 形態学的検査法としては、超音波検査（頸動脈、大動脈、下肢動脈、腎動脈など）、CT、MRI・MRA、血管造影検査などが用いられる。
- 血管機能検査法としては、ABI・TBI、baPWV、CAVI、血管内皮機能検査などが用いられる。

3-1 問　診

- 動脈硬化に基づく虚血症状を聞き出すことが重要である。労作性狭心症における労作時の胸痛や頸部や背部、腕への放散痛、末梢動脈疾患における間歇性跛行は特徴的である。
- 一過性黒内障、言語障害、四肢麻痺、運動失調、感覚障害などは脳血管障害を疑う症状である。
- 動脈硬化性疾患の危険因子の有無や冠動脈疾患および脳血管疾患の家族歴の聴取も必要である。

3-2 身体所見

- 視診および触診で動脈拍動の有無や減弱を確認することが重要であり、特に腹部動脈や下肢動脈（大腿・膝窩・後脛骨・足背動脈）の触診は、腹部大動脈瘤や末梢動脈疾患の診断において大切である。
- 上下肢の血圧比（ABI：Ankle Brachial Index）は、末梢動脈疾患のスクリーニングとして有用である。
- 上肢血圧の左右差を認めた場合は鎖骨下動脈や大動脈病変も疑う。
- 聴診では血管雑音の有無を確認する。雑音があれば動脈狭窄を疑う所見となる。
- 神経学的所見は、脳血管障害の診断に重要である。
- 眼底所見を確認することで心血管疾患のリスクを把握することができる。

3-3 形態学的検査法

　　動脈硬化の診断には、心血管イベント発症のリスク評価としてプラーク病変や石灰化病変、狭窄病変の存在などを確認する必要がある。種々の画像診断の進歩により正確な評価が現在できるようになっている。

●**超音波検査**（図3-1、図3-2）

　7〜10 MHz 以上の高周波リニア型探触子（プローブ）を用いた超音波機器を用いることにより、頸動脈や下肢動脈などの末梢動脈病変の評価が可能になる。また、3.5〜6 MHz のコンベックス型探触子を用いることで腹部大動脈や腎動脈の評価も可能である。特に頸動脈においては、動脈硬化度の評価項目として内膜中膜（複合体）厚（IMT：Intima-Media Thickness）、プラーク（1.1 mm 以上の限局性隆起性病変）、狭窄度の計測などが推奨されている。これらを指標とした内外の多くの臨床研究のエビデンスがあり、各危険因子、脳血管障害、冠動脈疾患

36歳男性、正常例

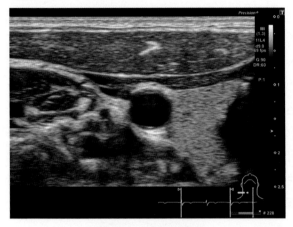
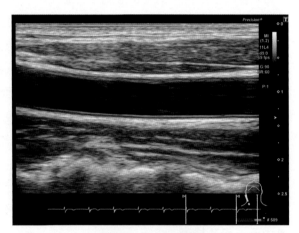

短軸像：右総頸動脈　　　　　　　　　　　　　　　長軸像：右総頸動脈

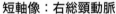

IMT は 0.5 mm と正常であり、プラークも認めない

濱口浩敏氏 提供

図3-1　　動脈硬化のない正常例の頸動脈超音波像

62 歳男性、高血圧、糖尿病、高 LDL-C 血症あり。
右総頸動脈から頸動脈洞に等輝度プラークを認める。

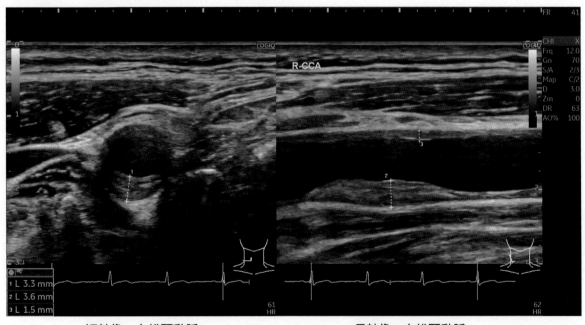

短軸像：右総頸動脈　　　　　　　　　　　　　　　長軸像：右総頸動脈

濱口浩敏氏 提供

図3-2　　頸動脈プラーク例の超音波画像

や末梢動脈疾患との有意な関連も報告されている。下肢動脈においてもプラーク性状と狭窄度の評価が重要である。さらに、腎動脈においても動脈硬化性腎動脈狭窄の診断には超音波検査が有用である。

● X線検査

　胸部X線、腹部X線では、主に大動脈、冠動脈などの石灰化病変の存在を確認することができる。また、縦隔陰影拡大を確認することで胸部大動脈瘤の存在が疑われる。

● CT（Computed Tomography）

　短時間で動脈硬化病変の診断が可能であり、脳血管障害の診断に必要不可欠の検査である。CT値により石灰化量を推測できるため、大動脈、末梢動脈における石灰化病変を確認できる。MDCT（Multi-detector row CT）は、撮像の高速化と空間分解能に優れており、造影剤を用いて大動脈、末梢動脈、冠動脈の詳細な描出が可能で、狭窄・閉塞病変の評価に汎用されている。また、FFR-CT（Fractional flow reserve CT）による比較的低侵襲に冠血流予備量比が測定できるようになり、より精緻な冠動脈評価が可能になっている。

● MRI、MRA（Magnetic Resonance Imaging、MR Angiography）

　MRIは特に脳において虚血性変化や脳梗塞の病変確認に有用な検査法である。また、MRAは、頭蓋内動脈、頸動脈、大動脈、腎動脈、下肢動脈などにおいて狭窄・閉塞病変の描出に優れている。最近では冠動脈の狭窄病変の描出も可能となっている。また、MRIプラークイメージングを用いることでプラーク性状を評価することも可能である。

● カテーテル検査

　カテーテルを用いた血管造影法は侵襲的な検査法であるが、動脈狭窄の中心的診断法の一つである。血管壁やプラーク性状、プラーク量などを観察する方法としては、血管内超音波法（IVUS：Intravascular Ultrasound）、光干渉断層法（OCT：Optical Coherence Tomography）、血管内視鏡などが用いられる。

3-4　血管機能検査法

　動脈硬化の一側面である血管機能不全を評価する血管機能検査には以下のような方法があり、普及はしているが、測定方法、結果の解釈、臨床的意義、臨床応用などに一定の見解が示されていない。そのため、どの検査がよいかという妥当性は明確でなく、さまざまな検査を組み合わせることでそれぞれの特徴を活かしつつ弱点を補うことができる。また、これらの検査結果をもとに心血管イベント発症の高リスク群を抽出し、効率的な介入を行える可能性もある。

　なお、具体的な計測方法については、血管機能検査のガイドラインや成書を確認いただきたい。

● 足関節上腕血圧比（ABI：Ankle Brachial Index）・足趾上腕血圧比（TBI：Toe Brachial Index）

　ABIは、上腕動脈の血圧に対する足関節レベルの血圧の比率をみることで、足関節より中枢の主幹動脈の狭窄または閉塞性病変の存在と、側副血行路による代償の程度を示す。

　0.90以下は主幹動脈の狭窄や閉塞（図3-3）、1.40より高値では高度石灰化の存在を疑う。TBIは上腕動脈の血圧に対する足趾レベルの血圧の比率をみる。TBIの虚血肢診断のためのカットオフ値は、0.6から0.7前後とされる。

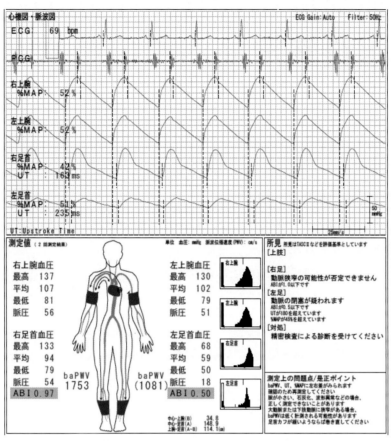

左下肢で ABI 低値を示しており、動脈閉塞あるいは狭窄が疑われる　　　濱口浩敏氏 提供

図3-3　57歳男性の ABI 所見

● **脈波伝播速度（baPWV：brachial ankle Pulse Wave Velocity）**

　心拍出によって生ずる動脈脈波伝播速度（PWV：Pulse Wave Velocity）は、動脈の硬化度を反映する。わが国では baPWV が実臨床で用いられており、加齢、高血圧、糖尿病、脈拍数などが上昇する要因とされる。baPWV は、測定時血圧の影響を受けることに注意が必要である。動脈硬化性疾患予測モデルにおいて、古典的危険因子に baPWV 値を追加することで予測能の改善の報告もあり、特に低リスク群における動機づけに用いることができる。

● **Stiffness parameter β・心臓足首血管指数（CAVI：Cardio-Ankle Vascular Index）**

　Stiffness parameter β は、局所の動脈壁の固有の硬化度を表す指標である。CAVI は、Stiffness parameter β の概念を、長さのある動脈に適用したもので、大動脈起始部から下肢足首までの動脈全体の弾性能を表す指標である。脳梗塞、心血管疾患、CKD、高血圧、糖尿病、メタボリックシンドロームなどとの関連を示すエビデンスがある。CAVI 値が ≧9 の場合は動脈硬化が進んでいることを示唆する。

● **血管内皮機能**

　血管内皮機能の評価は、アセチルコリンなどの薬物や 5 分間の前腕駆血後の反応性充血による血管内皮依存性血流増加反応を、動脈血管径や動脈血流量の増加を測定して評価する。一般的には上腕動脈径の変化を超音波法により測定する FMD（Flow-mediated dilatation）が用いられている。FMD の正常値は 7 ％以上であり、内皮細胞が障害されると、NO の産生が低下し FMD は低値となる。FMD は動脈硬化の初期より低下するため、動脈硬化性疾患の初期診断に有用である。

4 動脈硬化性疾患予防のための脂質異常症治療の意義

ポイント

● 高 LDL-C 血症では、酸化などにより変性した LDL 由来のコレステロールが血管壁に蓄積して粥状動脈硬化を発症・進展させる。

● HDL は血管壁に蓄積した過剰なコレステロールを取り出し、肝臓へ逆転送するため、粥状動脈硬化を抑制する作用をもつ。

● 脂質異常症は動脈硬化性疾患の危険因子であり、その治療は極めて重要である。

4-1 脂質異常症に関連する動脈硬化性疾患

・血清中のリポ蛋白はその比重に従って軽いものから順にカイロミクロン、VLDL、IDL、LDL、HDL と大別される。

・リポ蛋白粒子の大きさもさまざまであり、カイロミクロンが最も大型の粒子サイズを示し、比重が重くなるに従い粒子サイズは減少し、HDL は最も小型の粒子である。

・LDL、レムナント、small dense LDL、Lp（a）、変性 LDL（酸化 LDL、糖化 LDL など）は粥状動脈硬化を進展させるリポ蛋白である。

・HDL は粥状動脈硬化の発症・進展を抑制するリポ蛋白である。

・高 TG 血症では、レムナントや small dense LDL の増加、および低 HDL-C 血症を合併することが多く、粥状動脈硬化を促進させる可能性がある。

・食後に高 TG 血症が遷延する状態は食後高脂血症と呼ばれ、粥状動脈硬化の発症リスクを増加させる。食後高脂血症では血清中にカイロミクロンレムナントが増加している。（Q&A14参照）

・低 HDL-C 血症は、高 LDL-C 血症とは独立して、冠動脈疾患の発症リスクを増加させる。低 HDL-C 血症の成因としては、遺伝素因の他に肥満、運動不足や喫煙などがある。

・過剰の LDL、レムナント、small dense LDL などの粥状動脈硬化を起こしやすいリポ蛋白は、血管壁でマクロファージに取り込まれ、泡沫細胞形成から初期病変（脂肪線条）を形成する。さらに長期にわたるコレステロール蓄積、血管平滑筋細胞の増殖、細胞外線維組織の増生、石灰化などの因子が加わり、進行した粥状動脈硬化病変（粥腫）を形成する。

・コレステロールに富む粥腫は構造的にもろく（不安定プラーク）、破裂すると血栓を生じて血管が閉塞し、急性冠症候群を発症させる。これをプラークの破綻と呼ぶ。

・動脈硬化性疾患の主要な危険因子として高 LDL-C 血症、高 TG 血症、低 HDL-C 血症、加齢、高血圧、糖尿病・耐糖能異常、CKD、喫煙、冠動脈疾患の家族歴などが、疫学研究で明らかにされている。

・末梢動脈疾患（PAD）は動脈硬化性疾患であるが、その既往は高リスク病態である。また、腎動脈狭窄、腹部大動脈瘤も危険因子となりうる。

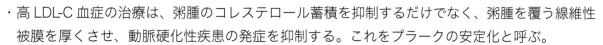

・高 LDL-C 血症の治療は、粥腫のコレステロール蓄積を抑制するだけでなく、粥腫を覆う線維性被膜を厚くさせ、動脈硬化性疾患の発症を抑制する。これをプラークの安定化と呼ぶ。

・欧米のメタ解析では、スタチンによる治療で LDL-C 1 mmol/L（約 39 mg/dL）の低下ごとに主要冠動脈イベントは約24％、脳卒中イベントは約15％有意に抑制され、脳出血には影響がないことが示された。

・わが国の MEGA 研究では、LDL-C 18％の低下で、冠動脈疾患は33％の低下を認めている。

・2 型糖尿病、CKD、高血圧などの危険因子を有する場合も脂質異常症に対する治療により冠動脈疾患や脳卒中の発症を抑制することができる。

・高 TG 血症においてどこまで下げれば有意に動脈硬化性疾患の予防効果を示すかについてのエビデンスは十分ではない。

・上記各危険因子のそれぞれの管理・治療が動脈硬化性疾患予防の上では重要であり、これらを包括的に管理する。

4-2　脂質異常症に関連する他の疾患

急性膵炎

ポイント

TG 値 500 mg/dL 以上の著明な高 TG 血症では、急性膵炎のリスクが高まる。

・カイロミクロンが膵臓の微小循環を傷害する、あるいは TG が水解されて生じる遊離脂肪酸が膵臓の細胞を傷害する、などの説があるが、その詳細な機序は不明である。

・小児の LPL 欠損症において重大な合併症であるとともに、成人のアポリポ蛋白 C II 欠損症や続発性高カイロミクロン血症でも生じる（40ページ 「7-2　脂質異常症の発症メカニズム」、127ページ 「13-6　原発性高カイロミクロン血症」参照）。

・血清アミラーゼ値が上昇しない症例もあるので留意する。そのような症例でも、アミラーゼクレアチニンクリアランス比（ACCR）は上昇すると報告されている。

5 脂質異常症のアセスメント

5-1 問　診

5-1.1　現病歴

1）自覚症状

・自覚症状の種類、出現時期、経時変化など

・アキレス腱肥厚などによる靴擦れ・踵部の自発痛の有無

・動脈硬化性疾患によると考えられる症状（狭心痛や間歇性跛行、黒内障、一過性四肢麻痺など）の有無

2）発症時期あるいは脂質異常症を指摘された時期

・脂質異常症診断のきっかけ（健診・他疾患での受診など）

・診断された施設（病院・診療所など）

・発症年齢および診断された年齢

3）食習慣

・総エネルギー摂取量、特定の食品の摂取頻度と量、食事回数、食事時間、外食、間食など

4）生活習慣

・職業、運動習慣、睡眠など

・喫煙歴、飲酒歴、常用薬名

5）現疾患

・動脈硬化性疾患（冠動脈疾患、アテローム血栓性脳梗塞、末梢動脈疾患）の有無と種類および発症年齢

・動脈硬化性疾患の危険因子となる疾患（高血圧、糖尿病、CKD、睡眠時無呼吸症候群、メタボリックシンドロームなど）の有無

5-1.2　既往歴

- ・既往の疾患、特に動脈硬化性疾患、急性膵炎
- ・過去の最大体重

5-1.3　家族歴

※第一度近親者（両親・同胞〈兄弟姉妹〉・子ども）、第二度近親者（おば、おじ、祖父母、孫、姪、甥、片親の異なる同胞）について：

- ・現在年齢あるいは死亡年齢
- ・現疾患あるいは死亡原因疾患、突然死の有無
- ・脂質異常症の有無と種類
- ・動脈硬化性疾患（冠動脈疾患、アテローム血栓性脳梗塞、末梢動脈疾患）の有無と種類および発症年齢
- ・近親婚の有無

5-2　身体所見

ポイント

- ● 黄色腫はコレステロールエステルを多量に含む泡沫細胞の集簇により生じる脂質異常症に特有の所見で、主に皮膚ならびに腱に好発する。また、脂質異常症に特有な眼の所見（角膜輪、角膜混濁）や高カイロミクロン血症に伴う肝腫大や網膜脂血症にも注意する。
- ● 脂質異常症は身体所見に乏しい疾患であるが、黄色腫は、数少ない身体所見の一つであり、確定診断に結びつく場合もある。特に家族性高コレステロール血症のアキレス腱肥厚は特異性が高く、診断的価値が高い。

① アキレス腱の肥厚

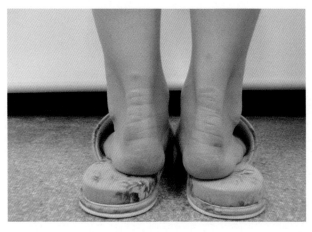

家族性高コレステロール血症にみられたアキレス腱黄色腫

斯波真理子氏 提供

5 脂質異常症のアセスメント

② 家族性高コレステロール血症患者におけるアキレス腱の肥厚（X線写真による診断）

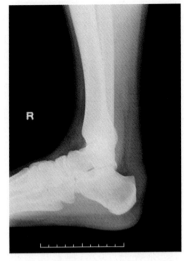
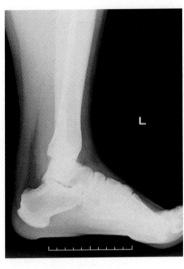

斯波真理子氏 提供

最大径 22 mm　　　　　　　最大径 19 mm

③ 眼瞼黄色腫

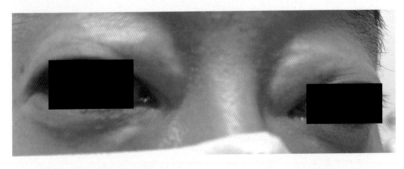

山下静也氏 提供

　37歳男性。家族性高コレステロール血症ヘテロ接合体に見られた眼瞼黄色腫。
　ただし、家族性高コレステロール血症でなくても眼瞼黄色腫は認める場合があるので、注意は必要。

④ 皮膚および結節性黄色腫

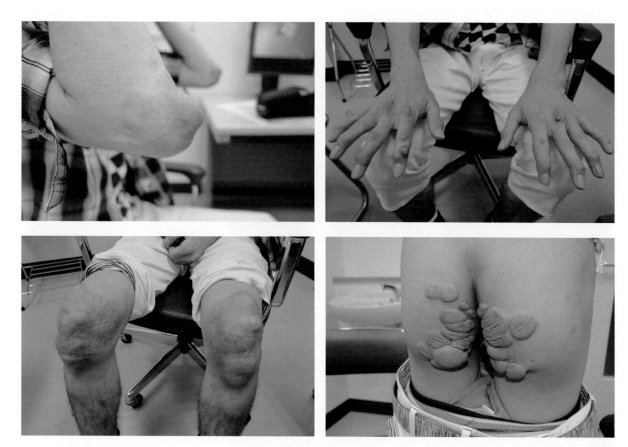

22歳男性。家族性高コレステロール血症（ホモ接合体）にみられた黄色腫

斯波真理子氏 提供

⑤ 角膜輪

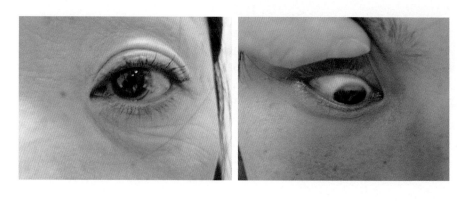

斯波真理子氏 提供

27

⑥ 手掌線状黄色腫

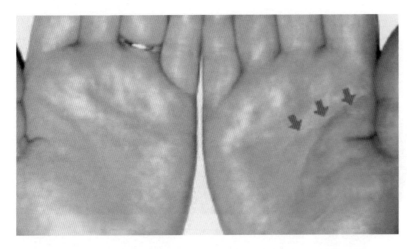

大久保実氏 提供

47歳女性。家族性Ⅲ型高脂血症（アポリポ蛋白 E2/E2）にみられた手掌線状黄色腫。

⑦ 発疹性黄色腫

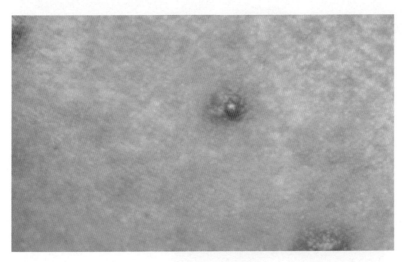

寺本民生氏 提供

35歳男性。家族性Ⅰ型高脂血症（LPL 欠損症）にみられた発疹性黄色腫。

5-3　臨床検査

5-3.1　血清脂質の測定

　原則として10時間以上絶食（水やお茶などカロリーのない水分の摂取は許可）後の空腹時に行うが、スクリーニング採血や随時 TG 値を確認したい場合は随時採血も可能である。採血前夜の飲酒は TG 上昇を遷延させることがあり、注意が必要である。

● **脂質異常症診断のために測定すべき血清脂質**
- ・総コレステロール（TC）
- ・トリグリセライド（TG）
- ・HDL-C
- ・LDL-C（Friedewald の式（LDL-C ＝ TC － HDL-C － TG/5）または直接法で測定）
  Friedewald の式は食後（随時）検体や TG ≧ 400 mg/dL では使用できない。
  TG ≧ 400 mg/dL の検体でも直接法による測定は可能であるが、1,000 mg/dL を超えると正確性が担保できないので留意する。
- ・Non-HDL-C（=TC － HDL-C）
  随時検体や TG ≧ 400 mg/dL の場合でも使用できる。脂質異常症診断基準の判定値と管理目標値は、それぞれ当該の LDL-C 判定値・目標値に 30 mg/dL を加えたものとする。ただし、TG ≧ 600 mg/dL の検体では、non-HDL-C とアポリポ蛋白 B との相関関係が失われるので評価には注意を要する。

5-3.2　脂質異常症診療に用いる一般的な臨床検査

　AST（GOT）、ALT（GPT）、コリンエステラーゼ（ChE）、LD（LDH）、γ-GT（γ-GTP）、ALP、クレアチンキナーゼ（CK）、尿素窒素（UN、BUN）、クレアチニン（Cr）、推算糸球体濾過量（eGFR）、血糖、HbA1c、尿酸（UA）、末梢血血算、尿検査（尿蛋白あるいは尿アルブミン定量）

5-3.3　内分泌学的検査（内分泌疾患が疑われる場合）

　甲状腺ホルモン、下垂体・副腎系のホルモン

5-3.4　アポリポ蛋白（アポ蛋白）

　リポ蛋白の蛋白成分の大部分を占める。リポ蛋白が受容体やトランスポーターに結合するためのリガンドとして（アポ A-Ⅰ、B、E など）、また各種酵素の活性化や抑制（アポ C-Ⅱ、C-Ⅲ など）に働く。著明な高脂血症や低脂血症の診断に有用な場合がある。

解説 リポ蛋白の種類と分析法

　リポ蛋白は比重（密度）の違いにより超遠心法で分離され、VLDL、LDL、HDL などの分画に分けられる。比重（密度）以外でリポ蛋白を分離・分析する方法には、①荷電で分離するアガロース電気泳動法（保険収載名：リポ蛋白分画）（図5-1A）、②粒子サイズで分離するポリアクリルアミドディスクゲル電気泳動法〈保険収載名：リポ蛋白分画（PAG ディスク電気泳動法）〉（図5-1B）、③リポ蛋白表面の荷電および疎水性で分離するイオン交換クロマトグラフィー法〈保険収載名：リポ蛋白分画（HPLC 法※）〉（図5-1C）がある（※ゲル濾過 HPLC 法とは異なる）。

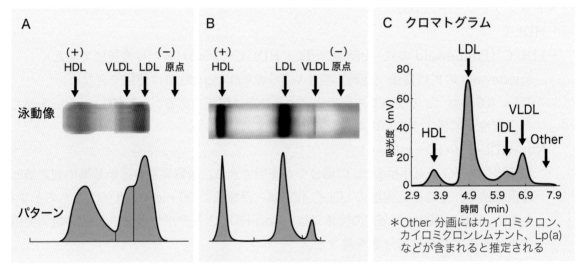

図5-1　リポ蛋白分画法

6 脂質異常症の診断基準と手順

6-1 診断基準

ポイント

　脂質異常症の診断基準は動脈硬化発症リスクを判断するためのスクリーニング値であり、治療開始のための基準値ではない。

・脂質異常症の診断基準値は、スクリーニングのための基準であり、疫学調査などより"将来、動脈硬化性疾患、特に冠動脈疾患やアテローム血栓性脳梗塞の発症を促進させる危険性の高い脂質レベル"として設定されている（表6-1）。この基準値はスクリーニングのためのもので、薬物療法を開始するための値ではない。
・LDL-C は原則として10時間以上の空腹時採血にて測定した TC、TG、HDL-C より、Friedewald の式（TC－HDL-C－TG/5）を用いて計算するか、直接法で求める。
・随時採血（非空腹または空腹かどうか確認できない場合）では、TG 175 mg/dL 以上を高 TG 血症と診断する。

表6-1　脂質異常症診断基準

LDL コレステロール	140 mg/dL 以上	高 LDL コレステロール血症
	120～139 mg/dL	境界域高 LDL コレステロール血症**
HDL コレステロール	40 mg/dL 未満	低 HDL コレステロール血症
トリグリセライド	150 mg/dL 以上（空腹時採血*）	高トリグリセライド血症
	175 mg/dL 以上（随時採血*）	
Non-HDL コレステロール	170 mg/dL 以上	高 non-HDL コレステロール血症
	150～169 mg/dL	境界域高 non-HDL コレステロール血症**

* 基本的に10時間以上の絶食を「空腹時」とする。ただし水やお茶などカロリーのない水分の摂取は可とする。空腹時であることが確認できない場合を「随時」とする。
** スクリーニングで境界域高 LDL-C 血症、境界域高 non-HDL-C 血症を示した場合は、高リスク病態がないか検討し、治療の必要性を考慮する。
・LDL-C は Friedewald 式（TC－HDL-C－TG/5）で計算する（ただし空腹時採血の場合のみ）。または直接法で求める。
・TG が 400 mg/dL 以上や随時採血の場合は non-HDL-C（＝TC－HDL-C）か LDL-C 直接法を使用する。ただしスクリーニングで non-HDL-C を用いる時は、高 TG 血症を伴わない場合は LDL-C との差が＋30 mg/dL より小さくなる可能性を念頭においてリスクを評価する。
・TG の基準値は空腹時採血と随時採血により異なる。
・HDL-C は単独では薬物介入の対象とはならない。

・空腹時採血が行えない場合や、空腹時の TG が 400 mg/dL 以上で Friedewald の式を用いることができない場合は、直接法を用いるか、または LDL-C の代わりに non-HDL-C（TC－HDL-C）で評価する。ただし、直接法による LDL-C の測定は TG が 1,000 mg/dL 以上の場合、non-HDL-C は TG が 600 mg/dL 以上の場合は正確性が担保できないことに留意する。

・境界域高 LDL-C 血症を示した場合は、糖尿病や CKD、末梢動脈疾患がないかを検討し、治療の必要性を考慮する。

・高 LDL-C 血症、高 non-HDL-C 血症、低 HDL-C 血症、高 TG 血症は、大規模疫学研究により冠動脈疾患発症との因果関係があることが明らかにされている。

・脂質異常症の診療では診断基準値に基づくスクリーニングに続き、動脈硬化性疾患の危険度を把握するために、絶対リスクを評価する。

6-2 鑑別診断手順

ポイント

脂質異常症と診断した後は、原発性脂質異常症か、続発性脂質異常症かを鑑別診断し、治療方針を決定する。

6-2.1 手順

脂質異常症の診断基準（表6-1）に基づき、脂質異常症の鑑別を以下の手順で行う。

1）脂質異常症のスクリーニング
- 血清脂質の測定
  - ・TC
  - ・TG
  - ・HDL-C
  - ・LDL-C and/or non-HDL-C（上記データから算出。LDL-C は直接法も可）
- 家族歴の聴取（必要に応じて家系調査）
- 身体所見のチェック（角膜輪、黄色腫、続発性脂質異常症に認められる異常（甲状腺腫など）など）

2）脂質異常症の表現型の決定（Ⅰ～Ⅴ型高脂血症ないし低 HDL-C 血症）
- リポ蛋白分画
  - ・電気泳動法（アガロースゲル〈保険収載名：リポ蛋白分画〉、ポリアクリルアミドディスクゲル〈保険収載名：リポ蛋白分画（PAG ディスク電気泳動）〉）
  - ・イオン交換クロマトグラフィー法〈保険収載名：リポ蛋白分画（HPLC 法）〉

3）脂質異常症の原因の検索（必要に応じて行う）

● 原発性脂質異常症の鑑別診断（第12章「家族性高コレステロール血症（FH）」、第13章「その他の原発性脂質異常症」参照）

・アポリポ蛋白

・疾患特異的に蓄積する物質の測定（例：植物ステロールなど）

・欠損が疑われる酵素（または蛋白）の活性（または蛋白量測定）

・遺伝子検査
　　　　　　　など

● 続発性脂質異常症の鑑別判断（疑われる疾患により必要な追加検査が異なる）

・ホルモン検査（負荷試験も含む）

・画像診断（超音波、CT、MRI など）

・内服薬の確認
　　　　　　　など

6 脂質異常症の診断基準と手順

6-2.2　鑑別

「7-1　脂質異常症の分類」参照

1）原発性高脂血症

　　家族歴、既往歴を参考にして「12. 家族性高コレステロール血症（FH）」「13. その他の原発性高脂血症」に記載の診断基準に基づいて個々の症例を診断する。特に FH ヘテロ接合体は約300人に 1 人と高頻度であり、冠動脈疾患の発症頻度が極めて高いことから、その診断は非常に重要である。

2）続発性高脂血症

　　よくみられる続発性高脂血症は、肥満・アルコール多飲・糖代謝異常・甲状腺機能低下症・腎障害（ネフローゼ）・肝胆道系疾患によるものである。下垂体・副腎系の内分泌疾患や膠原病に続発することもある（表7-4「続発性高脂血症の分類と成因」参照）。

3）原発性低脂血症

・アポリポ蛋白 B 含有リポ蛋白が減少する疾患として、無 β リポ蛋白血症、家族性低 β リポ蛋白血症、カイロミクロン停滞症、スミス・レムリ・オピッツ症候群がある。

・血清 HDL-C が低下する遺伝性疾患として、タンジール病、アポリポ蛋白 A-Ⅰ遺伝子異常症、家族性 LCAT 欠損症などがある。

※詳細は日本動脈硬化学会ホームページ参照
https://www.j-athero.org/jp/wp-content/uploads/publications/pdf/guide2023_s/
hypolipidemia2023.pdf

4）続発性低脂血症

・LDL-C 低下をきたす疾患として、重症肝疾患、甲状腺機能亢進症、副腎不全、吸収不良、栄養不良、悪性腫瘍、骨髄増殖性疾患、慢性感染症、慢性炎症性疾患、ゴーシェ病、薬剤がある。

・HDL-C 低下をきたす要因・疾患として、喫煙、肥満、2 型糖尿病、慢性腎不全、栄養不良、ゴーシェ病、薬剤（蛋白同化ステロイド、β 遮断薬、利尿薬、プロブコール）がある。

■ 病態把握のための検査

●アポリポ蛋白（A-Ⅰ、A-Ⅱ、B、C-Ⅱ、C-Ⅲ、E）

アポリポ蛋白は、脂質異常症ならびにハイリスクの患者に必要に応じて測定する。リポ蛋白異常の鑑別診断に有用であることがある。著明な高 TG 血症ではアポリポ蛋白 C-Ⅱ、Ⅲ型高脂血症を示す場合はアポリポ蛋白 E の測定を行う。

●リポ蛋白（a）（Lp（a））

動脈硬化性疾患がある場合や疑われる場合に必要に応じて測定する。FH あるいは動脈硬化性疾患の家族歴がある場合にも測定が推奨される。術後や炎症でも上昇するが、個人変動が少ないため通常はベースラインの測定のみで高 Lp（a）血症の診断ができる。（保険では 3 か月に一度を限度として算定可）。

●リポ蛋白リパーゼ（LPL）

著明な高 TG 血症や LPL 欠損症を疑う場合に測定する。ヘパリン 30単位/kg を静注し、15分後に採血を行い測定する（保険で算定可）。

●ポリアクリルアミドディスクゲル電気泳動法〈保険収載名：リポ蛋白分画（PAG ディスク電気泳動法）〉（図5-1B「リポ蛋白分画法」参照）

リポ蛋白分画精密測定と呼ばれる検査法で、リポ蛋白を粒子サイズと電荷に応じて分画する。ミッドバンド（レムナント）と small dense LDL の検出に優れている（保険で算定可）。

●アガロース電気泳動法〈保険収載名：リポ蛋白分画〉（図5-1A「リポ蛋白分画法」参照）

高脂血症の型分類に用いられる。Ⅲ型高脂血症では broad β バンドが検出される。

●イオン交換クロマトグラフィー法〈保険収載名：リポ蛋白分画（HPLC 法）〉（図5-1C「リポ蛋白分画法」参照）

既存の電気泳動法に比べて分離能力が高く、超遠心法によるリポ蛋白分画コレステロール測定値との相関性も比較的よい。IDL-コレステロールを定量できる（保険で算定可）。

●レムナント様リポ蛋白コレステロール（RLP-コレステロール、RemL-C）

血清レムナント値の指標で、Immunoseparation 法によるもの（RLP-コレステロール）と直接測定法によるもの（RemL-C）がある。（保険では 3 か月に一度を限度として算定可）

●レシチンコレステロールアシルトランスフェラーゼ（LCAT）

コレステリルエステル／総コレステロール比が異常低値を示す場合、HDL-C が異常低値を示す場合は、一度は測定を考慮する（保険で算定可）。家族性 LCAT 欠損症は難病指定されている。

●マロンジアルデヒド -LDL（MDA-LDL）、small dense LDL（sd-LDL）

MDA-LDL は酸化 LDL の一つである。冠動脈疾患発症の予後予測と関連する（二次予防糖尿病患者では保険適応）。

sd-LDL は LDL 粒子のうちサイズが小さく比重が高いものであり、将来の冠動脈疾患発症の予測因子となる（体外診断用医薬品として承認されているが保険未収載）。

● シトステロール・ステロール分画

シトステロール、カンペステロール、ラソステロールなどのステロール分画がガスクロマトグラフィー法によって測定される。シトステロール血症は、難病に指定されている常染色体潜性遺伝（劣性遺伝）の脂質代謝異常である。（保険未収載）

● LDL 受容体、PCSK9

FH の 6 割以上は LDL 受容体あるいは PCSK9 の遺伝子変異が原因である。ヘテロ型 FH では遺伝子変異の検査は必須ではないが、重症ヘテロ型 FH とホモ型 FH の鑑別診断、あるいはホモ型 FH の診断の際に有用とされる。（遺伝学的検査として保険算定可）

6 脂質異常症の診断基準と手順

7 脂質異常症の分類と発症メカニズム

7-1 脂質異常症の分類

ポイント

　脂質異常症は、他の基礎疾患の関与を否定できる原発性脂質異常症と、他の基礎疾患や薬物使用に基づいて生じる続発性脂質異常症に分けられる。

・脂質異常症の中で高脂血症と呼ばれる病態は、リポ蛋白の増加状態により分類される（表7-1）。Ⅰ型高脂血症はカイロミクロン、Ⅱa型高脂血症はLDL、Ⅱb型高脂血症はLDLとVLDL、Ⅲ型高脂血症はレムナントリポ蛋白（VLDLレムナント（IDL）とカイロミクロンレムナント）、Ⅳ型高脂血症はVLDL、Ⅴ型高脂血症はカイロミクロンとVLDLが増加した病態である。

・原発性脂質異常症は病態や原因となる遺伝子・蛋白の異常に基づき、原発性高脂血症（表7-2）および原発性低脂血症（表7-3）に分類される（障害部位は図7-1「リポ蛋白代謝とその異常」参照）。

・続発性脂質異常症でよくみられる基礎疾患としては、糖尿病、肥満、甲状腺機能低下症・クッシング症候群・先端巨大症・褐色細胞腫などの内分泌疾患、ネフローゼ症候群・慢性腎臓病（CKD）などの腎疾患、原発性胆汁性胆管炎（PBC、指定難病93）・閉塞性黄疸などの肝胆道系疾患、神経性食欲不振症、薬剤（副腎皮質ステロイド薬・経口避妊薬など）、アルコール多飲、喫煙などがある（表7-4、表7-5）。続発性脂質異常症は、原因を治療する、もしくは取り除くことにより改善することが多い。

・低脂血症の明確な定義はないが、血清脂質が基準値を満たさない状態、すなわち、TC 120 mg/dL 未満、TG 30 mg/dL 未満、LDL-C 70 mg/dL 未満、HDL-C 40 mg/dL 未満のいずれかを満たす場合には低脂血症と診断できる。特に、LDL-C または HDL-C の低下が重要である。LDL-C＜15 mg/dL、apoB＜15 mg/dL 、HDL-C＜25 mg/dL では指定難病の原発性低脂血症を疑う。低 LDL-C 血症（LDL-C＜15 mg/dL、apoB＜15 mg/dL）では無βリポタンパク血症や家族性低βリポタンパク血症（FHBL）1（ホモ接合体）、HDL-C＜25 mg/dL では原発性低HDL-C 血症（タンジール病や LCAT 欠損症など）の可能性があり、適宜専門医への相談（17章「専門医への紹介」）をすすめる（低脂血症の診断と治療については日本動脈硬化学会ホームページ参照 https://www.j-athero.org/jp/wp-content/uploads/publications/pdf/guide2023_s/hypolipidemia2023.pdf）。

表7-1　　高脂血症を示す脂質異常症の表現型分類

表現型	I	IIa	IIb	III	IV	V
増加する リポ蛋白分画	CM	LDL	LDL VLDL	IDL CMレムナ ント	VLDL	CM VLDL
コレステロール	→	↑〜↑↑↑	↑〜↑↑↑	↑↑	→〜↑	↑
トリグリセライド	↑↑↑	→	↑〜↑↑	↑↑	↑〜↑↑	↑↑↑

* CM；カイロミクロン

7

脂質異常症の分類と発症メカニズム

表7-2　　原発性高脂血症の分類と成因

1．原発性高カイロミクロン血症（指定難病262）

- 家族性リポ蛋白リパーゼ（LPL）欠損症
- GPIHBP1 欠損症
- LMF1欠損症
- アポ蛋白 A-V 欠損症
- アポ蛋白 C-II 欠損症
- 原発性V型高脂血症
- その他

2．原発性高コレステロール血症

- 家族性高コレステロール血症（FH）（FH ホモ接合体は**指定難病79**）
  ➤ LDL 受容体異常症
  ➤ PCSK9 異常症
  ➤家族性アポ蛋白 B100 異常症
  ➤ LDLRAP1 異常症（常染色体潜性（劣性）高コレステロール血症）
  ➤その他
- シトステロール血症（**指定難病260**）
- 多遺伝子性高コレステロール血症
- 家族性複合型高脂血症（FCHL）

3．家族性III型高脂血症

- アポ蛋白 E 異常症
- アポ蛋白 E 欠損症

4．原発性高トリグリセライド血症

- 家族性IV型高脂血症

5．原発性高 HDL-C 血症

- CETP 欠損症
- HL 欠損症
- その他（EL 欠損症、SR-BI 欠損症など）

表7-3　　原発性低脂血症の分類と成因

1．アポ蛋白 B 含有リポ蛋白が減少する遺伝病

- 無β リポタンパク血症（MTP 欠損症）**（指定難病264）**
- 家族性低βリポタンパク血症（FHBL）1（アポ蛋白 B 遺伝子異常）（ホモ接合体は**指定難病336**）
- 家族性低βリポタンパク血症（FHBL）2（ANGPTL3異常症）
- PCSK9 異常症
- カイロミクロン停滞症
- Smith-Lemli-Opitz（スミス・レムリ・オピッツ）症候群

2．HDL-C が低下する遺伝病

- アポ蛋白 A-Ｉ 欠損症・異常症
- Tangier（タンジール）病（ABCA1欠損症）**（指定難病261）**
- レシチンコレステロールアシルトランスフェラーゼ（LCAT）欠損症 **（指定難病259）** ※

※腎障害を来さず角膜混濁のみを呈する「魚眼病」（LCAT 欠損症の部分欠損型の亜型）もあるため注意する。

表7-4　　続発性高脂血症の分類と成因

1．高コレステロール血症

- 甲状腺機能低下症
- ネフローゼ症候群
- 原発性胆汁性胆管炎
- 閉塞性黄疸
- 糖尿病
- Cushing（クッシング）症候群
- 褐色細胞腫
- 神経性食欲不振症
- 薬剤（利尿薬・β遮断薬・コルチコステロイド・経口避妊薬・サイクロスポリンなど）

2．高トリグリセライド血症

- 飲酒
- 過食・運動不足
- 肥満
- 糖尿病
- 妊娠
- 腎疾患（ネフローゼ症候群、慢性腎臓病（CKD））
- 内分泌疾患［甲状腺機能低下症、Cushing（クッシング）症候群、Nelson（ネルソン）症候群、褐色細胞腫、先端巨大症など］
- 自己免疫疾患（全身性エリテマトーデスなど）
- その他（神経性食欲不振症、糖原病、リポジストロフィー、Weber-Christian 病、多発性骨髄腫、血清蛋白異常症、リンパ増殖性疾患、特発性血小板減少性紫斑病、アミロイドーシス、サルコイドーシスなど）
- 薬剤（利尿薬・非選択性β遮断薬・陰イオン交換樹脂・コルチコステロイド・エストロゲン・経口避妊薬・クロミフェン・タモキシフェン・テストステロン・レチノイド（ベキサロテンなど）・免疫抑制薬（シクロスポリン、タクロリムスなど）・抗がん剤（シロリムス、カペシタビン、シクロフォスファミド、アスパラギナーゼなど）・抗ウィルス薬（抗 HIV 薬など）、抗精神病薬、抗うつ薬、SSRI、抗痙攣薬、麻酔薬、痤瘡治療薬など）

表7-5　続発性低脂血症の分類と成因

1．低 LDL-C 血症

- 重症肝疾患
- 甲状腺機能亢進症
- 副腎不全
- 吸収不良
- 栄養不良
- 悪性腫瘍
- 骨髄増殖性疾患
- 慢性感染症
- 慢性炎症性疾患
- Gaucher（ゴーシェ）病
- 薬剤

2．低 HDL-C 血症

- 喫煙
- 肥満
- 運動不足
- 糖尿病
- 自己免疫疾患
- 重症肝疾患
- 慢性腎不全、慢性腎疾患（CKD）
- 栄養不良、外科手術後、全身性炎症性疾患の急性期
- Gaucher（ゴーシェ）病
- 薬剤（蛋白同化ステロイド、β遮断薬、プロブコールなど）

7-2　脂質異常症の発症メカニズム

ポイント

高 LDL-C 血症や高 TG 血症、低 HDL-C 血症は、遺伝素因、食習慣の欧米化、運動不足、肥満（特に内臓脂肪型）などを原因として発症する。

・高 LDL-C 血症や高 TG 血症、低 HDL-C 血症は、カイロミクロン、VLDL、IDL、LDL や HDL といったリポ蛋白の代謝障害（図7-1）により発症する。

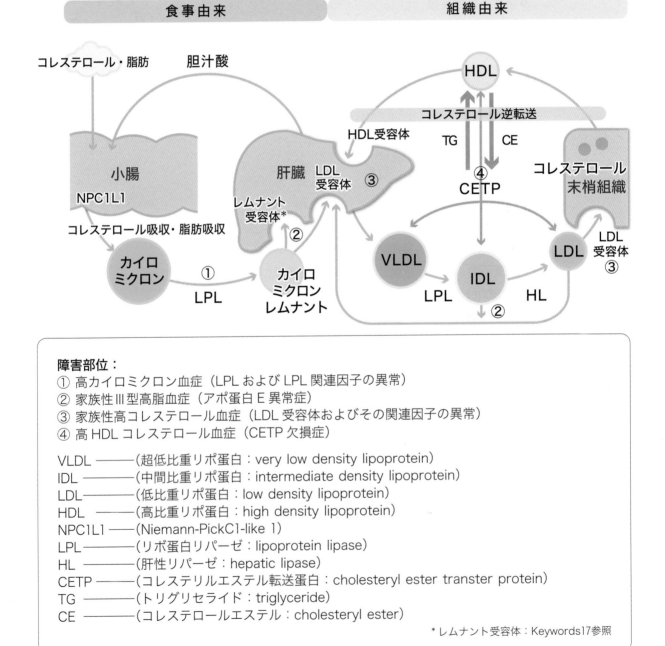

障害部位：
① 高カイロミクロン血症（LPL および LPL 関連因子の異常）
② 家族性Ⅲ型高脂血症（アポ蛋白 E 異常症）
③ 家族性高コレステロール血症（LDL 受容体およびその関連因子の異常）
④ 高 HDL コレステロール血症（CETP 欠損症）

VLDL ———（超低比重リポ蛋白：very low density lipoprotein）
IDL ———（中間比重リポ蛋白：intermediate density lipoprotein）
LDL———（低比重リポ蛋白：low density lipoprotein）
HDL ———（高比重リポ蛋白：high density lipoprotein）
NPC1L1 ———（Niemann-PickC1-like 1）
LPL———（リポ蛋白リパーゼ：lipoprotein lipase）
HL ———（肝性リパーゼ：hepatic lipase）
CETP ———（コレステリルエステル転送蛋白：cholesteryl ester transter protein）
TG ———（トリグリセライド：triglyceride）
CE ———（コレステロールエステル：cholesteryl ester）

＊レムナント受容体：Keywords17参照

図7-1　リポ蛋白代謝とその異常

・高 LDL-C 血症をきたす頻度の高い遺伝性疾患である FH は、LDL 受容体あるいは PCSK9 などの LDL 受容体関連蛋白の遺伝子異常により生じ、早発性冠動脈疾患を発症しやすい（図7-2）。

・著しい高 TG 血症（TG＞1,000 mg/dL）は、カイロミクロンや VLDL などの TG 含有リポ蛋白 [TG-rich lipoprotein（TGRL）] の蓄積を伴い、急性膵炎のリスクとなる。原発性高カイロミクロン血症の原因として、LPL 経路の蛋白（LPL、LMF1、GPIHBP1、アポ蛋白 C-Ⅱ、アポ蛋白 A-V）の遺伝子異常や自己抗体が知られている（図7-3）。

・LDL-C に影響を与える食事の主要な因子は、摂取した脂肪・コレステロールの量と質（飽和脂肪酸、多価不飽和脂肪酸、トランス脂肪酸、コレステロールなど）、食物繊維の摂取量である。

・TG に影響を与える食事の主要な因子は、総エネルギー摂取量、アルコールや単純糖質、脂肪の量と質である。

・HDL-C を低下させる主要な因子は、2 型糖尿病、肥満、運動不足や喫煙、LCAT 活性低下などである。

・HDL-C を増加させる因子として、コレステロールエステル転送蛋白（CETP）、肝性リパーゼ（HL）、内皮リパーゼ（EL）の活性低下、SR-BI の遺伝子異常が知られている。また、長期にわたる過度の飲酒も CETP 活性の低下により HDL-C の増加をきたすことがある。

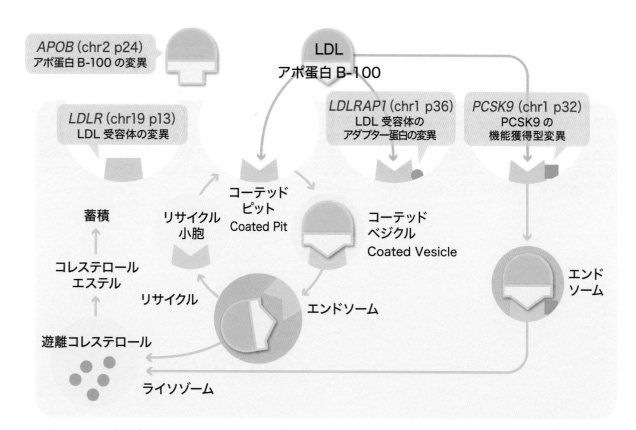

図7-2　家族性高コレステロール血症（FH）における原因遺伝子とその作用発現部位

FH の遺伝子異常の多くは LDL 受容体遺伝子の異常であり、次に PCSK9 遺伝子の機能獲得型変異が多い。PCSK9 は LDL 受容体と結合することにより、LDL 受容体のライソゾーム内での分解を誘導し、LDL 受容体のリサイクルを阻害する。

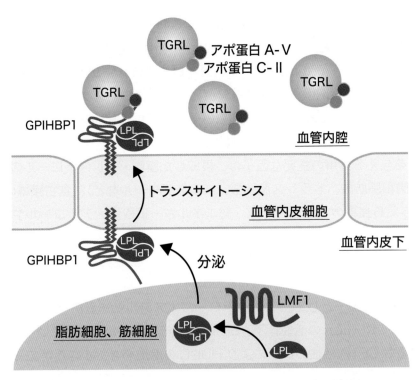

図7-3　原発性高カイロミクロン血症の原因遺伝子

カイロミクロンや VLDL などの TGRL（TG-rich lipoprotein：TG 含有リポ蛋白）の中の TG はリポ蛋白リパーゼ（LPL）によって水解される。LPL は図中にある parenchymal cell（脂肪細胞や筋細胞など）で合成分泌後、細胞表面のヘパラン硫酸プロテオグリカンにトラップされてから GPIHBP1 に結合し、水解活性を保つことができる。LPL や LPL の機能に必須な蛋白（アポ蛋白 C-Ⅱ、アポ蛋白 A-V、GPIHBP1、LMF1）の遺伝子変異や自己抗体は原発性高カイロミクロン血症の原因となる。LMF1 は細胞での LPL の合成・分泌に必要であり、GPIHBP1 は LPL を血管内皮細胞の血管内腔側に輸送し係留するのに必要である。アポ蛋白 A-V は TGRL と GPIHBP1 の両方への結合活性を有し、TGRL を GPIHBP1 上の LPL に近づける。アポ蛋白 C-Ⅱ は LPL の酵素活性を高め、これらの働きにより、LPL は TGRL 中の TG を水解できるようになる（Current Diagnosis and Management of Primary Chylomicronemia. *J Atheroscler Thromb.* 2021 Sep 1; 28(9): 883-904より改変）。

8 管理目標値

ポイント

● 個々の患者の背景（性別、年齢区分、危険因子の数、程度）は大きく異なるので、動脈硬化性疾患の発症リスクの高い場合には積極的な治療を行い、リスクの低い例には必要以上の治療を行わないためにも、個々の絶対リスクを評価してそれに対応した脂質管理目標値を定めることが重要である。

● 冠動脈疾患とアテローム血栓性脳梗塞をエンドポイントとし、この2つを合わせた動脈硬化性疾患の絶対リスクを評価する。

● 40～79歳の動脈硬化性疾患の絶対リスクは久山町スコアに基づいて算出する。

8-1 絶対リスク評価のための久山町スコアの基礎データ

・動脈硬化性疾患予防ガイドライン2022年版では、久山町スコアを絶対リスク算出の基礎データとして用いている。

・1988年に福岡県久山町の健康調査に参加した住民を追跡した疫学研究に基づいている。健康調査への参加率は80%以上であった。

・冠動脈疾患と脳卒中の既往歴がない40歳以上の町民 2,454名（男性 1,026名、女性 1,428名）を約24年間追跡し、冠動脈疾患とアテローム血栓性脳梗塞の新規発症が調査された。このデータに基づいて久山町スコアが作成された。

・全員空腹時に採血し、LDL-C は Friedewald 式で計算されている。

・久山町スコアは10年間の動脈硬化性疾患の発症を予測する。

8-2 絶対リスク評価によるカテゴリー分類

・絶対リスク（動脈硬化性疾患の発症）に基づくカテゴリー分類はフローチャートに基づいて行われる（図8-1）。

・最初に冠動脈疾患またはアテローム血栓性脳梗塞の既往歴があるかどうか確認する。なお明らかなアテローム、すなわち頭蓋内外動脈に50%以上の狭窄、または弓部大動脈粥腫（最大肥厚 4 mm 以上）がある場合はその他の脳梗塞も既往歴有に含める。「あり」の場合は、二次予防のカテゴリーになり、その管理目標値が適用される。

・次に高リスク病態（糖尿病 、CKD、末梢動脈疾患［PAD］）があるかどうかをみる。いずれかがあれば単独でも高リスクとなり、その管理目標値が適用される。なければ久山町スコアによる絶対リスクスコアに進む。

・久山町スコアによる各危険因子の得点を参照し（図8-2）、①から⑥までの合計得点を計算し、得点の合計と年齢が交差する欄が10年間の動脈硬化性疾患の発症確率となる。

・予測される動脈硬化性疾患の発症確率が、2％未満であれば低リスク、2～10％未満であれば中リスク、10％以上であれば高リスクとする。

・久山町スコアによる動脈硬化性疾患発症予測モデルを用いたリスク評価は40歳から79歳に適用する。

```
┌─────────────────────────────┐
│  脂質異常症のスクリーニング  │
└─────────────────────────────┘
              ↓
冠動脈疾患またはアテローム血栓性脳梗塞（明らかな      「あり」の場合  ⟹  二次予防
アテローム＊を伴うその他の脳梗塞も含む）があるか？
              ↓「なし」の場合

        以下のいずれかがあるか？
┌──────────────────────────────┐
│ 糖尿病（耐糖能異常は含まない）  │
│ 慢性腎臓病（CKD）              │           「あり」の場合  ⟹  高リスク
│ 末梢動脈疾患（PAD）            │
└──────────────────────────────┘
              ↓「なし」の場合

┌─────────────────────────────┐
│  久山町スコアによる絶対リスク評価  │
└─────────────────────────────┘
```

図8-1　動脈硬化性疾患予防から見た脂質管理目標値設定のためのフローチャート

①性別	ポイント
女性	0
男性	7

②収縮期血圧	ポイント
<120 mmHg	0
120～129 mmHg	1
130～139 mmHg	2
140～159 mmHg	3
160 mmHg ～	4

③糖代謝異常 （糖尿病は含まない）	ポイント
なし	0
あり	1

④血清 LDL-C	ポイント
<120 mg/dL	0
120～139 mg/dL	1
140～159 mg/dL	2
160 mg/dL ～	3

⑤血清 HDL-C	ポイント
60 mg/dL ～	0
40～59 mg/dL	1
<40 mg/dL	2

⑥喫煙	ポイント
なし	0
あり	2

注1：過去喫煙者は⑥喫煙はなしとする。

①～⑥のポイント合計	点

右表のポイント合計より年齢階級別の絶対リスクを推計する。

ポイント合計	40～49歳	50～59歳	60～69歳	70～79歳
0	<1.0%	<1.0%	1.7%	3.4%
1	<1.0%	<1.0%	1.9%	3.9%
2	<1.0%	<1.0%	2.2%	4.5%
3	<1.0%	1.1%	2.6%	5.2%
4	<1.0%	1.3%	3.0%	6.0%
5	<1.0%	1.4%	3.4%	6.9%
6	<1.0%	1.7%	3.9%	7.9%
7	<1.0%	1.9%	4.5%	9.1%
8	1.1%	2.2%	5.2%	10.4%
9	1.3%	2.6%	6.0%	11.9%
10	1.4%	3.0%	6.9%	13.6%
11	1.7%	3.4%	7.9%	15.5%
12	1.9%	3.9%	9.1%	17.7%
13	2.2%	4.5%	10.4%	20.2%
14	2.6%	5.2%	11.9%	22.9%
15	3.0%	6.0%	13.6%	25.9%
16	3.4%	6.9%	15.5%	29.3%
17	3.9%	7.9%	17.7%	33.0%
18	4.5%	9.1%	20.2%	37.0%
19	5.2%	10.4%	22.9%	41.1%

図8-2　久山町スコアによる各危険因子の得点と、年齢別の10年間絶対リスク

2％未満：低リスク、　2％以上10％未満：中リスク、10％以上：高リスク

8-3　リスク管理区分に基づく管理目標値の設定

- ・リスク管理区分に基づいて脂質の管理目標値が設定される（表8-1）。
- ・脂質管理の優先順位は、LDL-C、non-HDL-C、TG、HDL-C の順番で考える。
- ・LDL-C の管理目標値は、一次予防においては、低リスクは 160 mg/dL 未満、中リスクは 140 mg/dL 未満、高リスクは 120 mg/dL 未満である。
- ・一次予防では糖尿病は自動的に高リスクとなるが、PAD、細小血管障害（網膜症、腎症、神経障害）合併時、喫煙ありの糖尿病の管理目標値は 100 mg/dL 未満となる。
- ・二次予防の LDL-C の管理目標値は 100 mg/dL 未満である。
- ・ただし二次予防対象者で、FH や急性冠症候群、糖尿病、冠動脈疾患とアテローム血栓性脳梗塞を合併している場合は、LDL-C の管理目標値は 70 mg/dL 未満である。
- ・Non-HDL-C の管理目標値は、それぞれの LDL-C の管理目標値に 30 mg/dL を加えた値となり、LDL-C の管理目標値を達成した後の二次目標となる。
- ・リスク管理区分に関わらず、TG の管理目標値は空腹時 150 mg/dL 未満、随時 175 mg/dL 未満である。
- ・同じくリスク管理区分に関わらず、HDL-C の管理目標値は 40 mg/dL 以上である。
- ・いずれのカテゴリーにおいても管理目標達成の基本はあくまでも生活習慣の改善である。
- ・一次予防でいずれのリスク区分であっても LDL-C 180 mg/dL 以上が持続する場合は薬物療法の適用を考慮する。
- ・管理目標値の設定については専用のアプリを用いて簡単に求めることもできる。

動脈硬化性疾患発症予測アプリ Web 版
URL：https://www.j-athero.org/jp/general/ge_tool2/

8

管理目標値

表8-1　リスク区分別脂質管理目標値

治療方針の原則	管理区分	脂質管理目標値（mg/dL）			
		LDL-C	Non-HDL-C	TG	HDL-C
一次予防 まず生活習慣の改善を行った後薬物療法の適用を考慮する	低リスク	<160	<190	<150 （空腹時）*** <175 （随時）	≧40
	中リスク	<140	<170		
	高リスク	<120 <100*	<150 <130*		
二次予防 生活習慣の是正とともに薬物治療を考慮する	冠動脈疾患またはアテローム血栓性脳梗塞（明らかなアテローム****を伴うその他の脳梗塞を含む）の既往	<100 <70**	<130 <100**		

- * 糖尿病において、PAD、細小血管症（網膜症、腎症、神経障害）合併時、または喫煙ありの場合に考慮する。
- **「急性冠症候群」、「家族性高コレステロール血症」、「糖尿病」、「冠動脈疾患とアテローム血栓性脳梗塞（明らかなアテロームを伴うその他の脳梗塞を含む）」の４病態のいずれかを合併する場合に考慮する。
- 一次予防における管理目標達成の手段は非薬物療法が基本であるが、いずれの管理区分においても LDL-C が 180 mg/dL 以上の場合は薬物治療を考慮する。家族性高コレステロール血症の可能性も念頭に置いておく。
- まず LDL-C の管理目標値を達成し、次に non-HDL-C の達成を目指す。LDL-C の管理目標を達成しても non-HDL-C が高い場合は高 TG 血症を伴うことが多く、その管理が重要となる。低 HDL-C については基本的には生活習慣の改善で対処すべきである。
- これらの値はあくまでも到達努力目標であり、一次予防（低・中リスク）においては LDL-C 低下率20〜30％も目標値となり得る。
- ***10時間以上の絶食を「空腹時」とする。ただし水やお茶などカロリーのない水分の摂取は可とする。それ以外の条件を「随時」とする。
- **** 頭蓋内外動脈の50％以上の狭窄、または弓部大動脈粥腫（最大肥厚 4 mm 以上）
- 高齢者については動脈硬化性疾患予防ガイドライン2022年版第 7 章を参照。

8-4　そ の 他

- 既にコレステロール低下薬服用中の場合、なるべく治療前の LDL-C に基づいて絶対リスク評価を行うことが望ましい。
- 禁煙者については非喫煙として、降圧剤服用中の場合は現在の血圧値を用いて絶対リスク評価を行う。ただしそれぞれ喫煙経験のない者や非治療中で同レベルの血圧値の者と比べると発症リスクが高めであることに留意する。

フローチャート活用の実際例

　症例は68歳、女性。自覚症状なし。冠動脈疾患や脳血管障害の既往歴なし。他に治療中の疾患はない。採血は食後5時間で行った。喫煙者、収縮期血圧 144 mmHg、拡張期血圧 81 mmHg、LDL-C 166 mg/dL、HDL-C 55 mg/dL、TG 155 mg/dL、糖尿病なし（HbA1c 5.8%）、空腹時血糖 98 mg/dL、尿蛋白（－）、eGFR は77。

1. 冠動脈疾患やアテローム血栓性脳梗塞の既往はないため二次予防ではない。糖尿病、CKD はない。自覚症状はなく、他に治療中の疾患もないことから末梢動脈疾患（PAD）もないと考えられる。

2. 久山町スコアで①性別0点、②収縮期血圧3点、③糖代謝異常0点、④ LDL-C 3点、⑤ HDL-C 1点、⑥喫煙者2点、で合計は9点。

3. 年齢区分60-69歳と交差する欄をみると、10年間の動脈硬化性疾患の発症確率は6.0%で、中リスクと判定される。

4. したがって LDL-C の管理目標値は 140 mg/dL 未満となる。この症例の LDL-C は、管理目標値より約 26 mg/dL 高い。また、non-HDL-C の管理目標値は 170 mg/dL 未満、随時採血なので TG の管理目標値は 175 mg/dL 未満である。また HDL-C の管理目標値は 40 mg/dL 以上となる。

　上記の検査所見等を動脈硬化性疾患疾患発症予測アプリ Web 版に入力すると、所要時間30秒程度で、判定結果が瞬時に提示される。

動脈硬化性疾患発症予測アプリ Web 版
URL：https://www.j-athero.org/jp/general/ge_tool2/

8 管理目標値

9 脂質異常症の治療

9-1 治療総論

9-1.1 治療の選択と手順

● はじめに続発性に脂質異常症をきたしうる原疾患の有無を確認し、原疾患があればその治療を行う。

● 高 LDL-C 血症では家族性高コレステロール血症（FH）を鑑別、その他の著しい高脂血症や低脂血症ではその他の原発性脂質異常症を鑑別する。

● それ以外の脂質異常症は個々の患者のリスクを評価して治療方針を決定する。

・続発性高脂血症（表7-4「続発性高脂血症の分類と成因」参照）、続発性低脂血症（表7-5「続発性低脂血症の分類と成因」参照）を鑑別する。

・続発性脂質異常症では、原疾患の治療を行う。ただし、原因となる疾患の治癒が困難な場合や治療後も脂質異常症が残ることも多い。その場合は個々の患者のリスクを評価して脂質異常症治療の方針を決定する。

・原発性脂質異常症が疑われる場合には、その鑑別をすすめる（表7-2「原発性高脂血症の分類と成因」、表7-3「原発性低脂血症の分類と成因」参照）。必要に応じて専門医にコンサルトすることが望ましい（第17章「専門医への紹介」；第12章「家族性高コレステロール血症」；第13章「その他の原発性脂質異常症」；Q&A「Q51: 日常診療で見落としてはいけない原発性脂質異常症を教えてください」参照）。

・冠動脈疾患の既往のない症例では、禁煙や食事療法、あるいは運動習慣といった生活習慣の改善をまず行う。肥満があれば減量する。

・生活習慣を改善しても血清脂質値が管理目標値に達しない場合は、個々の症例が有するリスクを総合的に評価し、薬物療法の必要性を考慮する。リスク評価は絶対リスク評価に基づいて行う。

・薬物療法の必要性は個々の症例によって異なり、主治医の判断が重要となる。薬物治療を開始した後も生活習慣改善への取り組みは継続する。

・脂質管理目標値は生活習慣の改善を含めた治療による目標値であり、薬物療法開始基準ではないことに留意する。

・冠動脈疾患やアテローム血栓性脳梗塞を合併する症例では生活習慣の改善とともに薬物療法を考慮する。

・LDL-C 値が管理目標を達成していても高 TG 血症を伴う場合には TG 値や non-HDL-C 値を目標とした脂質管理を行う。

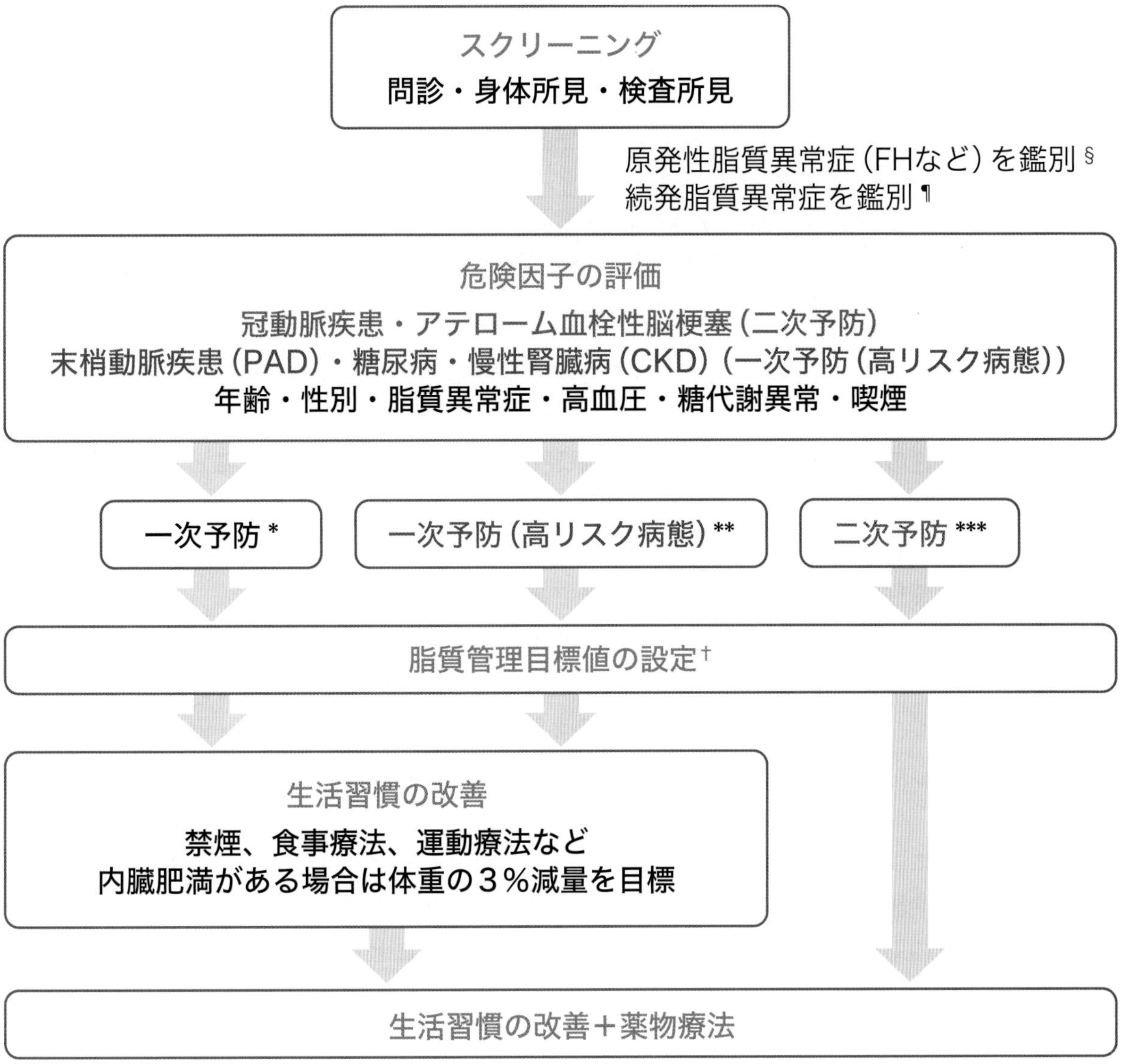

```
┌─────────────────────────────┐
│        スクリーニング         │
│   問診・身体所見・検査所見    │
└─────────────────────────────┘
              ↓        原発性脂質異常症（FHなど）を鑑別§
                       続発脂質異常症を鑑別¶
┌─────────────────────────────────────────────────────┐
│                    危険因子の評価                      │
│   冠動脈疾患・アテローム血栓性脳梗塞（二次予防）         │
│ 末梢動脈疾患（PAD）・糖尿病・慢性腎臓病（CKD）（一次予防（高リスク病態）） │
│   年齢・性別・脂質異常症・高血圧・糖代謝異常・喫煙       │
└─────────────────────────────────────────────────────┘
```

一次予防 *　　　一次予防（高リスク病態）**　　　二次予防 ***

脂質管理目標値の設定†

生活習慣の改善
禁煙、食事療法、運動療法など
内臓肥満がある場合は体重の3％減量を目標

生活習慣の改善＋薬物療法

図9-1　脂質異常症治療のための管理チャート

§ 原発性脂質異常症（p.37「表7-2」、p.38「表7-3」）参照
¶ 続発性脂質異常症（p.38「表7-4」、p.39「表7-5」）参照
† リスク区分別脂質管理目標値（p.46「表8-1」）参照
* 久山町スコアでリスクカテゴリーを分類
** 糖尿病において、PAD、細小血管症合併時（網膜症、腎症、神経障害）、または喫煙ありの場合はさらにハイリスク
*** 「急性冠症候群」、「家族性高コレステロール血症」、「糖尿病」、「冠動脈疾患とアテローム血栓性脳梗塞（明らかなアテロームを伴うその他の脳梗塞を含む）」のいずれか合併時はさらにハイリスク

9 / 脂質異常症の治療

9-1.2　治療効果、治療へのアドヒアランスを高めるためには

> ### ポイント
>
> 治療効果を高めるためには、治療へのアドヒアランスを高めることが必須である。
> アドヒアランス向上には、以下のポイントが重要である。

・治療の必要性、効果や副作用などについて十分な説明を行い、患者の理解を得て共に治療するという姿勢で診療する。

　①治療の必要性の説明：高 LDL-C 血症が動脈硬化の重要な危険因子であること、高 TG 血症や低 HDL-C 血症でも動脈硬化発症のリスクが高いことを説明し、それらの管理の必要性を説明する。TG 500 mg/dL 以上の高 TG 血症では高カイロミクロン血症を伴うことが多く、その場合には急性膵炎を起こす可能性があることを説明する。

　②治療の効果の説明：生活習慣改善および薬物療法の効果をよく説明する。

　③治療により発症しうる副作用の説明：内容や頻度、発症時の対策についても十分に説明する。

・医師のみでなく、看護師や薬剤師などによる面談・説明も有効である（チーム医療）。

・服薬の煩雑でない薬剤の選択、合剤の使用、自己負担額の軽減は、アドヒアランス向上につながる。

・定期的な検査による治療効果の判定、副作用の確認はアドヒアランス向上につながる。

・頸動脈エコーや腹部エコーなどの画像検査、脈波検査などの生理学的検査は、病態の理解や治療の動機付けの助けとなり、アドヒアランス向上に役立つこともある。

9-2　食事療法

9-2.1　食事療法の効果

ポイント

食事療法には次のような効果がある。
- 動脈硬化性疾患の予防と治療
- 脂質異常症、高血圧、2型糖尿病の発症の予防と治療
- メタボリックシンドロームの予防と治療

- 総エネルギー摂取量制限のもとでは、低炭水化物食は体重減少とTGの低下に有効であり、低脂肪食はLDL-C低下に有効である。
- コレステロールや飽和脂肪酸を過剰に摂取すると、LDL-Cが上昇する。
- トランス脂肪酸はLDL-CやLp（a）を上昇、HDL-Cを低下させる。
- 食物繊維はTC、LDL-C、non-HDL-Cを低下させる。
- 魚油（エイコサペンタエン酸やドコサヘキサエン酸）の摂取を増やすと、TGが低下する。
- 飲酒者ではアルコールの摂取を制限するとTGが低下する。
- 多量飲酒は冠動脈疾患の危険因子であり、不定期に多量飲酒する場合（ビンジ飲酒）は、虚血性心疾患のリスクが高まる。血圧上昇、脳出血の増加やがん発症などの健康障害リスクも考慮し、アルコールの摂取は25 g/日以下、あるいはできるだけ減らす。（p.66「7）飲酒について」参照）。
- 減塩により、高血圧の改善や冠動脈疾患や脳卒中の発症予防が期待できる。野菜を多く、果物を適度に摂取すると、血圧上昇を抑制できる。
- 減塩した日本食パターンの食事では、動脈硬化性疾患の予防が期待される。
- 肥満者においては、総エネルギー摂取量を減らして減量することにより、総死亡率は減少する。またLDL-C、TGは低下、HDL-Cは上昇、空腹時血糖、HbA1cや2型糖尿病発症リスクは低下、高血圧は改善する。

9-2.2　食事療法のすすめ方

ポイント

- 食事療法に前向きに取り組めるようにする。
- 個々の患者ごとに食事に関する課題を修正する。
- 食事療法を無理なく長期間継続できるように支援する。

1）食事療法を始めるにあたって
- ・食事療法の目的は動脈硬化性疾患の発症・進展を予防し、健康寿命を延伸することにある。
- ・目的達成のために食事療法に対する理解を深め、動機づけをする。
- ・食事摂取の状況を把握して、是正すべき食品・食品群を明らかにする。また、個人の食事の嗜好、摂食時間などの食習慣や日常生活の活動度といったライフスタイルも十分に把握し、改善すべき点を明らかにする。
- ・個別化して対応し、確実に実行できそうなことから始める。
- ・肥満を伴っている場合は、まず3％の体重減少を目標とする。
- ・高齢者では過度の食事制限による低栄養およびサルコペニア・フレイルに、小児では低栄養および発育障害に注意する。

2）食事療法を効果的に行うために
- ・目標となる体重や血清脂質などの目標値を示し、定期的に測定評価して食事内容を修正する。
- ・実際の栄養食事指導はチーム医療の要である管理栄養士とともに実践する。
- ・食事の回数は3回／日を基本として、生活パターンを考慮しながら可能な限り規則正しく同じ時間で、よく噛み、時間をかけて摂食する。
- ・体重は朝食前排尿後に測定し自分で記録をして評価する。
- ・食事療法に運動療法を併用することは体重、血清脂質値の改善に有効である。

9-2.3　食事療法の実際

ポイント

- 過食を抑え、適正体重を維持する。
- 肉の脂身、動物脂（牛脂、ラード、バター）、乳製品の摂取を抑え、魚、大豆の摂取を増やす。
- 野菜、海藻、きのこの摂取を増やす。果物やナッツ類を適度に摂取する。
- 精白された穀類を減らし、未精製穀類や麦などを増やす。
- 食塩を多く含む食品の摂取を控える。
- アルコールの摂取を減らす。
- 食習慣・食行動を修正する。
- 食品と薬物の相互作用（グレープフルーツや納豆など）に注意する。

1）基本となる食事療法

①適正体重の維持と栄養素配分のバランス
- ・標準体重と日常生活活動量を基に、総エネルギー摂取量を適正化する。
- ・目標とする体重は、

18歳から49歳：[身長（m）]^2×18.5〜24.9 kg/㎡

50歳から64歳：[身長（m）]^2×20.0〜24.9 kg/㎡

65歳から74歳：[身長（m）]^2×21.5〜24.9 kg/㎡

75歳以上　　：[身長（m）]^2×21.5〜24.9 kg/㎡

とする。
- ・総エネルギー摂取量（kcal/日）＝目標とする体重（kg）× 身体活動量（軽い労作で25〜30、普通の労作で30〜35、重い労作で35〜）を目指す。
- ・高齢者では現体重に基づき、フレイル、移動や入浴などの基本的な ADL 低下、併発症、体組成、身長の短縮、摂食状況や代謝状態の評価を踏まえ、適宜判断する。
- ・エネルギー比率は脂肪20〜25%E、炭水化物50〜60%E とする。

②脂質の選択（図9-2、9-3、9-4）
- ・飽和脂肪酸の多い食品を摂りすぎない（飽和脂肪酸エネルギー比率として 7 %未満）。飽和脂肪酸はできる限り不飽和脂肪酸に置き換える。
- ・不飽和脂肪酸を増やす際も、総エネルギー摂取量が過剰にならないようにする。
- ・n-3 系多価不飽和脂肪酸、特に魚油（エイコサペンタエン酸やドコサヘキサエン酸）の摂取を増やす。
- ・n-6 系多価不飽和脂肪酸、特にリノール酸の摂取を増やすことが奨められる。植物性食品からの摂取が望まれる。
- ・一価不飽和脂肪酸は油脂類、肉類、菓子類、乳類、魚介類、卵類などの多くの食品に含まれるが、増やす場合は植物性食品からの摂取が望まれる。

・工業由来のトランス脂肪酸はマーガリン、ショートニングやファットスプレッドを用いた菓子や揚げ物などの加工食品に多く含まれており、これらの摂取を控える（Q&A36参照）。
・コレステロールの摂取を減らす（200 mg/日未満）（Q&A33参照）。

③炭水化物の選択
・ショ糖（砂糖）、ブドウ糖（グルコース）、果糖（フルクトース）を摂り過ぎないようにする。
・食物繊維をできるだけ多く摂る（食物繊維総量として 25 g/日以上を目安とする）。総エネルギー摂取量に注意しながら、食物繊維を多く含む食品［未精製穀類、大豆・大豆製品、野菜、果物、海藻、きのこ、こんにゃくなど］の摂取を増やす（p.65「5）食品選びのポイント」および p.54「2）危険因子を改善する食事」参照）。

④食塩の摂取を減らす（6 g/日未満）（p.65「6）食物中の食塩について」参照）。
⑤アルコール摂取を 25 g/日以下に抑える、あるいはできるだけ減らす（p.66「7）飲酒について」参照）。

2）危険因子を改善する食事

上記に加え、各危険因子に対して以下を強化する。

①高 LDL-C 血症
・総エネルギー摂取量の適正化と脂肪エネルギー比率の低下を行う。LDL-C を上昇させるコレステロール（200 mg/日未満）、飽和脂肪酸（エネルギー比率として 7 ％未満）、トランス脂肪酸の摂取を減らす（図9-2）。
・具体的には、脂肪含有量の多い肉の脂身や動物性の脂（牛脂、ラード、バター）、加工肉製品、乳類、臓物類、卵類を減らす（図9-3）。
・日本食パターンの食品構成となる食物繊維と植物ステロールを含む未精製穀類、海藻、きのこ、緑黄色野菜を含めた野菜および大豆・大豆製品の摂取を増やす。

②高 TG 血症
・適正体重を維持する、または目指すように総エネルギー摂取量を考慮する。
・炭水化物エネルギー比率を低めにするために、炭水化物を多く含む菓子類、糖含有飲料、穀類、糖質含有量の多い果物の摂取を減らす。
・n-3 系多価不飽和脂肪酸を多く含む魚類の摂取を増やす（図9-4）。
・アルコールの摂取をできるだけ減らす（p.66「7）飲酒について」参照）。

③高カイロミクロン血症
・脂肪の摂取を総エネルギー摂取量の15％以下に制限する。
・調理に中鎖脂肪酸トリグリセライド（MCT）オイルを使用することも検討する。
・アルコールの摂取をできるだけ減らす（p.66「7）飲酒について」参照）。

④低 HDL-C 血症
・適正体重を維持する、または目指すように総エネルギー摂取量を考慮する。
・炭水化物エネルギー比率を低くする。
・トランス脂肪酸の摂取を控える。

⑤メタボリックシンドローム・肥満
・適正体重を目指すように総エネルギー摂取量を考慮する。
・現在の体重から 3 ％以上の減少を 3 ～ 6 か月間で達成することを目標とし、急激な減量を

避ける。

・必須アミノ酸を含むたんぱく質、ビタミンやミネラルを十分に摂取する。

・朝食欠食は、夜間遅くの摂食と関連し、動脈硬化性疾患、肥満やメタボリックシンドローム、２型糖尿病の発症と関連する可能性があることから、適正な総エネルギー摂取量のもとで朝食を摂取することを勧める。

・早食いを避け、ゆっくりと咀嚼する。

⑥高血圧

・食塩の摂取を減らす（6 g/日未満）。

・カリウムを多く含む野菜を増やす。果物を適度に摂取する。ただし、腎機能障害患者でカリウム制限が必要な場合は野菜、果物の制限や調理方法を工夫する。肥満や糖尿病など総エネルギー摂取量制限が必要な患者における果物の摂取は 80 kcal/日以下に止める。

・適正体重を維持し、運動などを行うことで身体活動不足を改善する。

・アルコール摂取を 25 g/日以下、あるいはできるだけ減らす（p.66「7）飲酒について」参照）。

⑦糖尿病

・体重に見合う総エネルギー摂取量を設定するが、目標とする体重は年齢、病態によって異なり、個別化を図ることが必要である。望ましい BMI は 22〜25 kg/m²と幅があり、病態、年齢、体組成、患者のアドヒアランスや代謝状態の変化を踏まえて適宜調整する。

・エネルギー比率は、炭水化物50〜60％ E、たんぱく質20％ E 以下を目安とし、残りを脂肪とするが、脂肪が25％ E を超える場合は、飽和脂肪酸を減らし、多価不飽和脂肪酸を増やすなど脂肪酸の構成に配慮する。

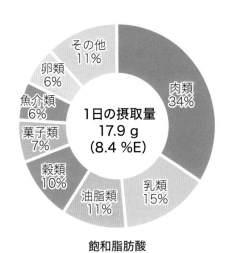

飽和脂肪酸

食品群	多く含む食品
肉 類	脂身、鶏皮、リブロース、ばら、ベーコン、ロース、ソーセージ、フォアグラなど
乳 類	牛乳、全粉乳、チーズ、コーヒーホワイトナー、クリーム（植物性脂肪・乳脂肪）など
油脂類	やし油（ココナッツオイル）、パーム核油、パーム油、バター、ショートニング、牛脂、ラードなど
菓子類	チョコレート（ホワイト、ミルク）、チーズケーキ、ソフトビスケットなど
魚介類	あんこうきも、まぐろ脂身、たちうお、うなぎなど

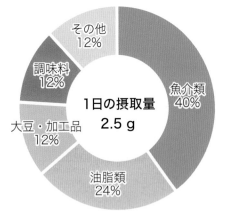

n-3系多価不飽和脂肪酸

食品群	多く含む食品
魚介類	まぐろ脂身、さば、さんま、ぶり・はまち、いわし、たちうお、さけなど
油脂類	えごま油、あまに油、なたね油など
その他	えごま、あまに、チアシードなど

n-6系多価不飽和脂肪酸

食品群	多く含む食品
油脂類	ひまわり油（ハイリノール）、綿実油、とうもろこし油、大豆油、ごま油など
大豆・加工品	大豆、豆腐、納豆、湯葉、きな粉、おからなど
その他	ナッツ類など

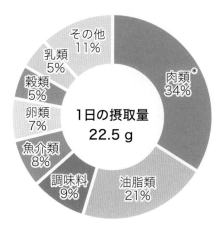

一価不飽和脂肪酸

食品群	多く含む食品
油脂類	オリーブ油、ひまわり油（ハイオレイック）、サフラワー油（ハイオレイック）、なたね油など
調味料	マヨネーズ、ドレッシングなど
その他	ナッツ類、ごま、アボカドなど

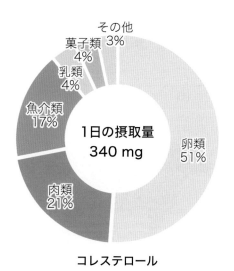

コレステロール

食品群	多く含む食品
卵　類	鶏卵・うずら卵の卵黄など
肉　類	肝臓（フォアグラなど）、じん臓、心臓、鶏皮など
魚介類	きも類（あんこうきも、からすみ）、魚卵（すじこ、キャビア、いくら、かずのこ、たらこ）、小魚、その他（うなぎ、うに、ふかひれ、えび、いか、たこ）
乳　類	バター、ホイップクリーム（乳脂肪）など
菓子類	シュークリーム、カスタードクリーム、スポンジケーキ、チーズケーキ、ババロア、カステラ、ワッフルなど

図9-2　各脂質の摂取源となっている食品群とその割合（トランス脂肪酸はQ&A36参照）

［令和元年国民健康・栄養調査（20歳以上）の結果より作成、摂取の割合は重量％］

＊ 肉類は、n-6系多価不飽和脂肪酸、一価不飽和脂肪酸を含むため、これらの摂取源である。しかし、n-6系多価不飽和脂肪酸、一価不飽和脂肪酸の摂取は植物由来食品からの摂取が奨められることから、飽和脂肪酸の多い肉類からの摂取は過剰にならないようにする。

9

脂質異常症の治療

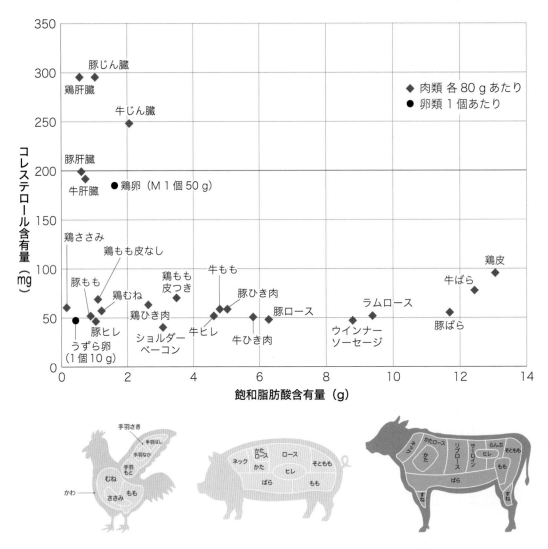

日本食品標準成分表 2020 年版 (八訂)

農林水産省　お肉丸わかり図鑑 https://www.maff.go.jp/j/pr/aff/2009/spe1_02.html より作図

図9-3　肉類・卵類のコレステロールと飽和脂肪酸含有量（常用量あたり）

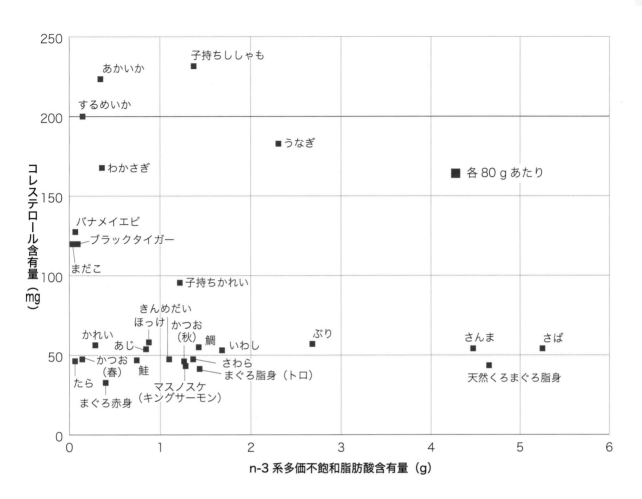

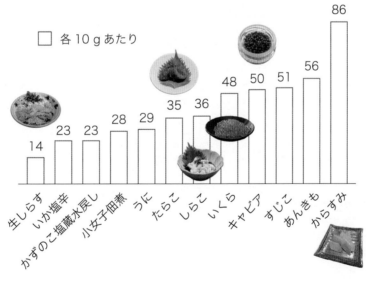

一箸あたり 珍味のコレステロール含有量（mg）

図9-4　魚介類のコレステロールと n-3系多価不飽和脂肪酸含有量

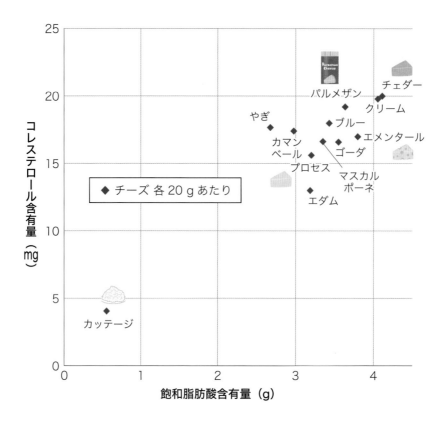

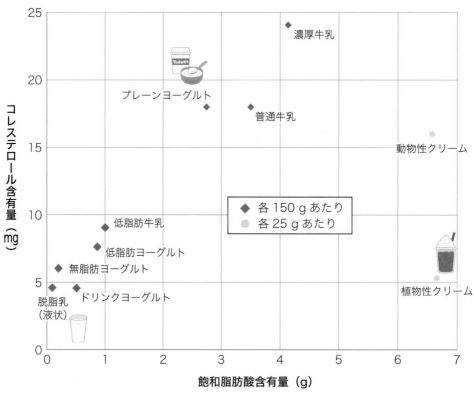

図9-5   乳製品のコレステロールと飽和脂肪酸含有量（常用量あたり）

3）１日に食べる食品の種類と目安量を理解する。

　　病態にあわせて、１日に各食品群からどれだけ食べるか摂取目安量を決める。指示エネルギー量別に、１日に食べることが望ましい食品群の目安量の例を表9-1に示した。

表9-1　食品群別摂取量のおよその目安例（１日摂取量の目安）

（単位：g）

食品群		1,400 kcal 高LDL-C	1,400 kcal 高TG	1,600 kcal 高LDL-C	1,600 kcal 高TG	1,800 kcal 高LDL-C	1,800 kcal 高TG	2,000 kcal 高LDL-C	2,000 kcal 高TG	2,200 kcal 高LDL-C	2,200 kcal 高TG
穀類	飯[1]	140	140	160	160	180	180	200	200	220	220
	パン[2]	70	70	90	90	110	110	130	130	150	150
	そば	160	160	180	180	200	200	220	220	250	250
魚介類[3]（魚の肝を除く）		60	60	70	70	80	80	90	90	100	100
大豆・大豆製品[4]		60	60	70	70	80	80	90	90	100	100
肉類[5]（鶏皮、脂身を除く）		50	60	60	70	70	80	75	90	80	100
卵類		10	40	10	40	10	40	10	40	10	40
芋類[6]		70	60	80	70	90	80	100	90	110	100
野菜類	緑黄色野菜[7]	150	150	150	150	170	170	170	170	170	170
	その他[8]	200	200	200	200	230	230	230	230	230	230
海藻／きのこ／こんにゃく[9]（取り混ぜて）		50	50	50	50	55	55	55	55	60	60
果実類[10]		175	100	200	110	225	120	250	130	275	140
乳・乳製品[11]（牛乳かヨーグルト）		160	200	160	220	180	240	200	260	220	280
油脂類（植物油[12]）		18	12	20	14	22	16	25	18	27	20
砂糖類		10	10	10	10	10	10	12	12	12	12
調味料（塩／味噌／しょうゆ[13]）		14	14	16	16	18	18	18	18	18	18

（高TG血症でLDL-C値は基準値内ながら高レムナント血症や高non HDL-C血症の場合は、高LDL-C血症の場合に準じる。）
【栄養価計算に用いた食品の構成（日本食品標準成分表2020年版（八訂））】
1）白飯：押麦（7:3）
2）食パン：全粒粉パン：ライ麦パン（5:4:1）
3）（高LDL-C血症の場合）まあじ：まいわし：かつお：きんめだい：まだら：しろさけ：ますのすけ：大西洋さば：ぶり：まだい（1:1:1:1:1:1:1:1:1:1）
　　（高TG血症の場合）まあじ：まいわし：かつお：きんめだい：しろさけ：ますのすけ：ぶり：大西洋さば（1:1:1:1:1:1:2:2）
4）納豆：豆腐（2:5）
5）若鶏・むね（皮なし）：豚・ロース・皮下脂肪なし：輸入牛・もも・皮下脂肪なし（1:1:1）
6）じゃがいも：さといも：やまといも：さつまいも（1:1:1:1）
7）ほうれんそう：ブロッコリー：人参：トマト：青ピーマン（4:4:3:2:2）
8）キャベツ：たまねぎ：大根：根深ねぎ：緑豆もやし：白菜（4:4:4:3:3:2）
9）ぶなしめじ：板こんにゃく：干しひじき（ゆで）（2:2:1）
10）りんご：みかん：キウイフルーツ（1:1:1）
11）低脂肪牛乳：ヨーグルト（低脂肪無糖）（1:1）
12）調合油
13）食塩：味噌：醤油（1:10:5）

4）献立の立て方（表9-2）

①各食品群からどの食品を食べるか決める。

・1日の摂取目安量（表9-1）を、3食になるべく均等に配分する。

②選んだ食品で、主食（穀類）、主菜（魚介類、肉類、大豆・大豆製品、卵類）、副菜（野菜類、海藻・きのこ・こんにゃく、芋類）の料理を作る（表9-3）。

・調理に用いる油脂類、砂糖類、調味料は制限内になるよう留意する。

表9-2　献立の立て方（1,600 kcal、高LDL-C血症の場合）

	朝　食	昼　食	夕　食
穀　類	全粒粉パン　90 g	そば（ゆで）　180 g	精白米めし　112 g 押麦めし　48 g 麦めし　160 g
魚介類／大豆・大豆製品／肉類／卵類	鶏むね肉（皮なし）　60 g 卵　10 g	納豆　40 g	ぶり　70 g
芋　類			長いも　80 g
野菜類	トマト　40 g 緑黄色野菜　40 g レタス　30 g きゅうり　30 g たまねぎ　5 g その他の野菜　65 g	人参　30 g いんげん　10 g 小ねぎ　2 g 緑黄色野菜　42 g 大根　30 g ごぼう　25 g たけのこ　20 g その他の野菜　75 g	ブロッコリー　50 g 赤ピーマン　20 g 緑黄色野菜　70 g かぶ　30 g 白菜　30 g しょうが　1 g その他の野菜　61 g

	朝　食	昼　食	夕　食
海藻・きのこ・こんにゃく		カットわかめ　　1 g （戻し 10 g） 干し椎茸　　2 g （戻し 10 g） こんにゃく　　20 g	焼きのり　　0.1 g しめじ　　10 g
果実類	キウイフルーツ　　100 g	いちご　　80 g ブルーベリー　　20 g	
乳・乳製品	低脂肪ヨーグルト　　100 g 低脂肪牛乳　　60 g		
油脂類	オリーブ油　　8 g	ごま油　　4 g	植物油　　6 g ごま油　　2 g
砂糖類	はちみつ　　6 g	砂糖　　2 g	砂糖　　2 g
調味料／その他	ワイン、酢、しょうゆ、こしょう 無糖コーヒー	かつおだし、しょうゆ、みりん、清酒、ミント せん茶	かつおだし、しょうゆ、レモン汁、塩、こしょう、豆板醤 ほうじ茶

CC＝mL

9 / 脂質異常症の治療

表9-3　献立例（例）高 LDL-C 血症　1,600 kcal の献立

朝　食	昼　食	夕　食

オープンサンドイッチ
・全粒粉パン
・蒸し鶏
・ゆで卵
・レタス
・きゅうり
・トマト

オニオンドレッシング
・たまねぎ
・酢
・しょうゆ
・こしょう
・オリーブ油

ヨーグルト
・低脂肪ヨーグルト
・はちみつ

果物
・キウイフルーツ

カフェオレ
・低脂肪牛乳
・無糖コーヒー

納豆おろしそば
・そば
・納豆
・大根おろし
・わかめ
・小ねぎ
・だし
・しょうゆ
・みりん

煮物
・人参
・ごぼう
・たけのこ
・干し椎茸
・こんにゃく
・いんげん
・ごま油
・だし
・砂糖
・みりん
・清酒
・しょうゆ

果物
・いちご
・ブルーベリー
・ミント

緑茶

麦とろごはん
・麦めし
・とろろ（長いも）
・かつおだし
・しょうゆ
・焼きのり

ぶりのレモン醤油焼き
・ぶり
・植物油
・砂糖
・しょうゆ
・レモン汁

付け合わせ
・赤ピーマン
・しめじ
・植物油
・塩
・こしょう

ブロッコリーとかぶの辛味和え
・ブロッコリー
・かぶ
・豆板醤
・しょうゆ
・かつおだし
・ごま油

白菜のしょうが風味
・白菜
・しょうが
・塩
・かつおだし

ほうじ茶

1,628 kcal、脂質 43.8 g（脂肪エネルギー比率24.2%）、たんぱく質 64.4 g、利用可能炭水化物 216.6 g、飽和脂肪酸 11.1 g（飽和脂肪酸エネルギー比率6.1%）、一価不飽和脂肪酸 18.0 g、多価不飽和脂肪酸 13.2 g（n-3 系多価不飽和脂肪酸 3.4 g、n-6 系多価不飽和脂肪酸 9.8 g）、食物繊維総量 32.4 g、コレステロール 139 mg、食塩相当量 5.6 g
（日本食品標準成分表2020年版（八訂）による計算値）

※ワルファリン（ワーファリン®）を投与されている場合には、納豆を他の大豆製品などに変える。

5）食品選びのポイント（図9-2、図9-3、図9-4、図9-5）

- 穀類は糖質のみならず、食物繊維の摂取源としても極めて重要である。食物繊維が多く含まれることから、白米よりも麦飯、玄米、七分づき米（胚芽精米）、雑穀が推奨され、また白パンよりも全粒粉パンなどが推奨される。
- 肉類を選ぶときは、飽和脂肪酸とコレステロール含有量の少ない食品を選ぶ。獣鳥肉類の臓物や鶏の皮には飽和脂肪酸とコレステロールが多く含まれるので避ける。
- 魚介類を選ぶときは、n-3 系多価不飽和脂肪酸が多く含まれる青魚（さば、ぶり、はまち、いわし、まぐろなど）を選ぶ。
- 大豆はたんぱく質が豊富なうえ、食物繊維やカルシウム、不飽和脂肪酸、イソフラボンなどの栄養成分を含む食品であり、推奨される。
- 牛乳などの乳類およびバターなどの動物性油脂類には飽和脂肪酸が多く含まれる。低脂肪乳は、厳格な飽和脂肪酸とコレステロール制限の場合に推奨される。
- 牛乳にはカリウムとカルシウムが多く含まれ、降圧効果がみられる。ただし、牛乳および乳製品の摂取と虚血性心疾患および脳卒中の発症リスクの相関は明確でない。
- バター、ラード、ココナッツオイルは飽和脂肪酸が多いため、これらを用いた加工食品を含めて摂取に注意する。
- トランス脂肪酸はマーガリン、ショートニングやファットスプレッドを用いた菓子や揚げ物などの加工食品に多く含まれるため、これらの摂取を控える（Q&A36 参照）。
- 緑黄色野菜を中心に野菜の摂取量を増やすことが推奨される。山菜、根菜類は食物繊維が多く、推奨される。
- 漬物野菜は、食塩が多いので注意する。
- いちご、ブルーベリーなどのベリー類やキウイフルーツなど糖質含有量の少ない果物を勧める。果物の摂取は推奨されるが、摂り過ぎないように指導する。ドライフルーツや缶詰は、果糖が多いので注意する。
- 果糖を含む加工食品の摂取、果汁飲料、清涼飲料水、炭酸飲料、甘いアルコール飲料などは、特に摂り過ぎないように指導する。
- わかめ、こんぶ、ひじきといった海藻類を週に 3〜4 日もしくは毎日 2〜5 g 程度摂取する。海藻はヨウ素を高濃度に含み、ヒ素含有量の高いものもあるので、摂り過ぎないように指導する。
- きのこ類の摂取により血清脂質の改善が期待される。特にひらたけ、きくらげ、しろきくらげについては、血清脂質低下との関連が報告されている。
- ナッツ類は、アーモンド、クルミ、カシューナッツ、マカダミアナッツ、ピスタチオ、ピーナッツ等を含む。ナッツ類の摂取で、心血管疾患や冠動脈疾患の発症リスクの低下、またTC、LDL-C 低下の報告があり、ナッツ類の摂取は動脈硬化性疾患発症を予防する可能性がある。しかし、ナッツ類は高エネルギー、高脂肪であり摂り過ぎないように指導する。なお、ピーナッツバターでは心血管病発症との間に関連が認められていない。

6）食物中の食塩について

- 市販食品では食塩相当量の表示を参考にする。「100 g 当たり」や「一食当たり」などの違いに注意する。ナトリウム量の表示から計算することもできる（食塩相当量（g)＝ナトリ

ウム量（mg）×2.54/1,000）。

・食塩を多く含む食品を知ることが大切である。加工食品（梅干し、たらこ、塩辛や魚の干物、佃煮、漬物など）や麺類には食塩含有量が多い。

・味噌や醤油など調味料からの摂取が、日本人の食塩摂取量全体の60％以上を占める。

・加工食品より新鮮な食材の持ち味を活かして薄味で食べる、麺類の汁を残す、減塩醤油や出汁割り醤油を使う、レモンやゆず、胡椒などの酸味・香辛料や香味野菜を利用する、素材を煮込んでから仕上げで味つけをするなどの工夫をする。

・市販されている減塩食品でも摂取量が増えれば食塩過剰になってしまうことにも注意する。また、食塩含有量の少ない調味料には塩化カリウムに代替されているものがあり、腎機能障害でカリウム制限が必要な場合は注意する。

・心血管疾患高リスク患者を含むコホート調査やそのメタ解析では、食塩摂取量と心血管疾患や総死亡リスクとの関係でJ-型もしくはU-型を示す結果が報告されている。特に高齢者では過度の減塩で脱水の誘因になることや、意欲（食欲）低下による総エネルギー摂取量不足で体重減少、その結果でサルコペニアをきたすことに注意する。

7）飲酒について

・多量飲酒は冠動脈疾患の危険因子であり、不定期に多量飲酒する場合（ビンジ飲酒）は、虚血性心疾患のリスクが高まる。近年は飲酒による総死亡リスクの保護効果は認められず、虚血性心疾患に有意な効果は認められていない。

・アルコールの摂取は 25 g/日以下 ［ビールで大瓶１本（633 mL）、日本酒で１合強、ワインで 250 mL 程度まで］、あるいはできるだけ減らす（表9-4）。

・指導の際は、１回飲酒量、休肝日の有無、多量飲酒、飲酒機会の頻度など、実際の飲酒状況を確認する。

・アルコール使用障害同定テスト（AUDIT）（図9-6）は WHO によって開発され、特定保健指導で用いられている評価法である。「標準的な健診・保健指導プログラム（改訂版）」では８点〜14点の者（問題飲酒者と評価）、肥前精神医療センターが開発した日本の代表的な減酒指導法である HAPPY プログラムでは、生活習慣病を有しない場合10点〜19点の者をそれぞれ減酒指導の対象とする。それ以上の点数を有する者については、依存症疑いとしており、依存症専門医療機関受診の目安としている。

表9-4　主なドリンク換算表

(独立行政法人国立病院機構 久里浜医療センター HP https://kurihama.hosp.go.jp/hospital/screening/pdf/drink_img.pdf から転載)

		ドリンク数	ビール換算（ml）
ビール	コップ1杯	0.7	180
	中瓶	2.0	500
	大瓶	2.5	633
	レギュラー缶	1.4	350
	ロング缶	2.0	500
	中ジョッキ	1.3	320
日本酒（15%）	1合（180 ml）	2.2	540
	お猪口（30 ml）	0.4	90
焼酎（20%）	1合	2.9	720
焼酎（25%）	1合	3.6	900
チューハイ（7%）	レギュラー缶	2.0	490
	ロング缶	2.8	700
	中ジョッキ	1.8	448
ワイン（12%）	ワイングラス（120 ml）	1.2	288
	ハーフボトル（375 ml）	3.6	900
	フルボトル（750 ml）	7.2	1,800
ウィスキー（40%）	シングル水割り（原酒で30 ml）	1.0	240
	ダブル水割り（原酒で60 ml）	2.0	480
	ボトル1本（720 ml）	23.0	5,760
梅酒（13%）	1合（180 ml）	1.9	486
	お猪口（30 ml）	0.3	78

1ドリンク＝純アルコール10 g

9 / 脂質異常症の治療

1．あなたはアルコール含有飲料をどのくらいの頻度で飲みますか？

　　0．飲まない　　　1．1カ月に1度以下　　　2．1カ月に2〜4度　　　3．1週に2〜3度
　　4．1週に4度以上

2．飲酒するときには通常どのくらいの量を飲みますか？

　　0．1〜2ドリンク　　　1．3〜4ドリンク　　　2．5〜6ドリンク　　　3．7〜9ドリンク
　　4．10ドリンク以上

3．1度に6ドリンク以上飲酒することがどのくらいの頻度でありますか？

　　0．ない　　　1．1カ月に1度未満　　　2．1カ月に1度　　　3．1週に1度
　　4．毎日あるいはほとんど毎日

4．過去1年間に、飲み始めると止められなかったことが、どのくらいの頻度でありましたか？

　　0．ない　　　1．1カ月に1度未満　　　2．1カ月に1度　　　3．1週に1度
　　4．毎日あるいはほとんど毎日

5．過去1年間に、普通だと行えることを飲酒していたためにできなかったことが、どのくらい
　　の頻度でありましたか？

　　0．ない　　　1．1カ月に1度未満　　　2．1カ月に1度　　　3．1週に1度
　　4．毎日あるいはほとんど毎日

6．過去1年間に、深夜の後体調を整えるために、朝迎え酒をせねばならなかったことが、どの
　　くらいの頻度でありましたか？

　　0．ない　　　1．1カ月に1度未満　　　2．1カ月に1度　　　3．1週に1度
　　4．毎日あるいはほとんど毎日

7．過去1年間に、飲酒後罪悪感や自責の念にかられたことが、どのくらいの頻度でありました
　　か？

　　0．ない　　　1．1カ月に1度未満　　　2．1カ月に1度　　　3．1週に1度
　　4．毎日あるいはほとんど毎日

8．過去1年間に、飲酒のために前夜の出来事を思い出せなかったことが、どのくらいの頻度で
　　ありましたか？

　　0．ない　　　1．1カ月に1度未満　　　2．1カ月に1度　　　3．1週に1度
　　4．毎日あるいはほとんど毎日

9．あなたの飲酒のために、あなた自身か他の誰かがけがをしたことがありますか？

　　0．ない　　　1．あるが、過去1年にはなし　　　4．過去1年間にあり

10．肉親や親戚、友人、医師、あるいは他の健康管理にたずさわる人が、あなたの飲酒について
　　心配したり、飲酒量を減らすように勧めたりしたことがありますか？

　　0．ない　　　1．あるが、過去1年にはなし　　　4．過去1年間にあり

図9-6　アルコール使用障害同定テスト（AUDIT）
（独立行政法人国立病院機構 久里浜医療センター HP https://kurihama.hosp.go.jp/hospital/screening/pdf/audit_202106.pdf
から転載）

8）日本食パターン

- 日常的な食事は、種々の食品を組み合わせて調理したものであり、食事療法では、個々の栄養素や食品の摂取量に加えて、摂取する食品の組み合わせ（食事パターン）を考慮することが有用である。
- 肉類の脂身や動物脂（牛脂、ラード、バター）、加工肉を控え、大豆、魚、野菜、海藻、きのこ、果物、雑穀や未精製穀類を取り合わせて食べる減塩した日本食パターンの食事（"The Japan Diet"）は血清脂質を改善し、動脈硬化性疾患の予防が期待できる。
- 日本食（"The Japan Diet"）を栄養素等指示量に見合った食品構成（食品の種類と量）で食べるための食品群別摂取量の目安例を表9-1に示した。

9）外食や市販の調理加工食品の利用

- できるだけ「5）食品選びのポイント」を参考に食品や商品を選ぶ。
- 主食（穀類）、主菜（魚介類、大豆製品、脂の少ない肉類、卵類）、副菜（野菜、海藻、きのこなど）を組み合わせたり、もしくはそれらがあらかじめ揃っている定食や弁当、具材の多い麺類などを選択したりする。
- 普段から表9-1を参考に適量を知っておくと、外食や市販食品を利用する場合でも食事全体の量やそれぞれの食品の量を調整しやすい。
- 普段の食事のなかで、野菜や魚類など不足しがちな食品を市販食品で補うといった方法も有用である。
- 外食や調理加工食品では、一般的に家庭料理と比較して油脂類や食塩の使用量が多い傾向がある。また、野菜の使用量が少なく食物繊維の含有量が少ないことや、丼物、寿司、麺類などの一品料理は炭水化物に偏りやすいことにも注意が必要である。

工夫点・注意点

主食：麦ごはんや玄米、胚芽米などのレトルトご飯やおにぎり、全粒粉パンやライ麦パン、オーツ麦やその加工品であるオートミール、麦入りのシリアルなどを利用することで食物繊維を増量できる。

主菜：魚料理、肉料理は、様々な種類のレトルト食品や缶詰が販売されている。食塩量が多いものでは、煮汁を減らすなど減塩の工夫や、野菜を加えて加熱するなど味の調節ができるとよい。肉料理はできるだけ脂身の少ないものを選ぶ。サラダチキンなど皮を取り除いたものは利便性が高い。

副菜：野菜は、袋入りのものや冷凍野菜が保存しやすく手軽で便利である。また、煮物などのレトルト食品から野菜やこんにゃくなどを摂取することができる。海藻は一人分がパックされている商品が便利だが食塩量には注意する。わかめ・昆布の乾物を汁物などに加えるといった方法は、手軽で実践しやすい。

栄養成分表示の利用：調理加工食品や一部の外食では「栄養成分表示」の記載があるので、これを活用して総エネルギー量、脂質量、食塩量が過剰にならないようにする。

10）食習慣・食行動を修正する

- 食事の回数は3回／日を基本として、生活パターンなども考慮しながら可能な限り規則正しく同じ時間で、よく噛み、時間をかけて摂食する。

・朝食の欠食は、夜間遅くの摂食と関連し、動脈硬化性疾患、肥満、2 型糖尿病の発症と関連する可能性があることから、適正な総エネルギー摂取量のもとで、朝食を摂取することを勧める。

・持続的総エネルギー摂取量制限あるいは間欠的絶食の効果は、3 ヶ月以下の短期間では減量する、あるいは血清脂質や血圧を改善する可能性があるが、3 ヶ月を超えて 2 年以下では有意差はなく、またその方法や効果は未だ科学的根拠に乏しい。

・腹八分目とする。

・就寝前 2 時間は摂食しない。

・よく噛んで食べる。

・まとめ食い、ながら食いを避ける。

11）薬物を服用している場合の注意点

・グレープフルーツ

　　グレープフルーツに含まれるフラノクマリン誘導体が小腸粘膜上の薬物代謝酵素（CYP3A4）の活性を強力に阻害することで薬物の血中濃度を上昇させるため、CYP3A4で代謝される薬物＊の内服時はグレープフルーツ（特に濃縮還元されたジュース）を避ける。他に夏みかんやはっさく、ぶんたんなどもフラノクマリン誘導体を多く含むためこれらの摂取量に注意する。

　　　＊シンバスタチン、アトルバスタチン、Ca 拮抗薬、シロスタゾールなど。

・ワルファリン（ワーファリン®）

　　ワルファリンの抗血栓効果はビタミン K の働きを阻害することによってもたらされており、食物からビタミン K が供給されることによって拮抗的に効力が減弱する。それゆえ、納豆（納豆菌によるビタミン K 産生による）、クロレラ、青汁の摂取は禁止する。また、ビタミン K が豊富なブロッコリー、モロヘイヤ、ほうれん草などの緑色野菜や海藻などの食品を摂り過ぎないように指導する。

・陰イオン交換樹脂（レジン）

　　陰イオン交換樹脂（レジン）はワルファリン、レボチロキシン（チラーヂン S®）などを吸着するため内服のタイミングを食前もしくは食後数時間してから内服するなど工夫する。また長期服用で 脂溶性ビタミン（ビタミン A、E、D、K など）の吸収を阻害するので注意が必要である。

9-3　運動療法

9-3.1　運動・身体活動の効果

ポイント

- 運動・身体活動の増加は体力を維持もしくは増加させ、健康寿命を延伸させる。
- 動脈硬化性疾患の予防・治療効果がある。
- 脂質代謝を改善し、血圧を低下させ、血管内皮機能の改善や易血栓傾向を軽減する。
- インスリン感受性や耐糖能を改善し、糖尿病のリスクを下げる。
- 精神的ストレスや認知機能の低下を抑制する。

9
脂質異常症の治療

- 身体活動量が多い人ほど、心疾患やがんによる死亡率だけでなく、すべての死因を含めた死亡率が低い（図9-7）。
- 身体活動の不足は、体脂肪の増加（肥満）、脂質異常症、メタボリックシンドローム、高血圧、糖尿病、耐糖能異常、血管内皮機能障害、体力の低下などと関連し、冠動脈疾患や非心原性脳梗塞などの動脈硬化性疾患の危険因子である。
- 座位行動[1]の多い生活（＝座りっぱなしの生活）も動脈硬化性疾患の危険因子である。
- 身体活動を実践することによって持久的体力（全身持久力[2]）を高め維持することは、動脈硬化性疾患発症の予防・治療のための根本的な手段となる。
- 運動は血清脂質を改善し、血圧を低下させ、インスリン感受性や耐糖能を改善し、血管内皮機能の改善や易血栓傾向の軽減をもたらす。
- 運動は精神的ストレスや認知機能の低下を抑制する。
- ウエイトトレーニングやスクワットなどのレジスタンス運動は、サルコペニア[3]、フレイル[4]やロコモティブシンドローム[5]の予防に有効である。

---

[1] 座位行動：座位および臥位（寝た状態）におけるエネルギー消費量が1.5メッツ以下のすべての覚醒行動。
[2] 全身持久力：一定の強度の身体活動を継続して実施できる能力であり、健康に関連する体力としては最も重要と考えられている体力指標。
[3] サルコペニア：加齢に伴い筋力と骨格筋量が低下して身体能力が低下し、転倒、要介護などのリスクが高くなった状態。
[4] フレイル：加齢とともに心身の活力が低下し、生活機能が障害され、ストレスに対する心身の脆弱性を示す状態（虚弱）。
[5] ロコモティブシンドローム：運動器の障害により要介護になるリスクの高い状態になること。

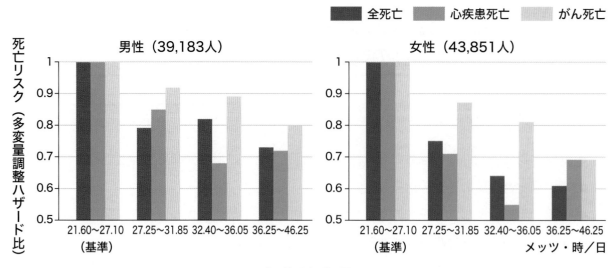

1日あたりの身体活動量（メッツ[1]・時）で研究参加者を4群に分け、平均9年間追跡観察した時の全死亡、心疾患死亡、がん死亡のリスク（多変量調整ハザード比）

[1] 安静時代謝の何倍に相当するかを示す活動強度の単位。メッツ＝活動代謝／安静代謝。

Inoue M, et al. Ann Epidemiol 18: 522-530, 2008

図9-7　身体活動量と死亡リスクの関係（JPHC 研究）

9-3.2　運動療法のすすめ方

１）運動療法実施時の注意点

- ・元気であると感じる時にだけ運動する。
- ・発熱・不眠などの体調不良、平常時の心拍数より20拍／分以上高い場合などはその日の運動は中止する。
- ・運動は食直後をさけ、食前または食後2時間以降に行う。
- ・座りがちな生活を送っている人や高齢者は、運動に関連した心事故の発生リスクが高いため、徐々に身体活動レベルを上げるように心がける。
- ・運動療法を開始する場合は、いきなり長時間実施するのではなく、まずは「プラステン（＝今の生活に10分運動時間を加える）」から始める。
- ・重篤な心疾患（急性冠症候群、重症心不全、重度の大動脈弁疾患）、急性心膜・心筋炎、重症不整脈、コントロールの極端に悪い糖尿病（空腹時血糖 250 mg/dL 以上または尿中ケトン体中等度以上陽性）や高血圧（安静時収縮期血圧 180 mmHg 以上または拡張期血圧110 mmHg 以上）、眼底出血を合併した糖尿病増殖性網膜症、尿毒症または透析療法導入直前の高度な腎不全、急性感染症、高度の糖尿病自律神経障害、糖尿病壊疽などでは運動が禁忌となる。骨関節疾患を有する例では整形外科医に相談する。
- ・冠動脈疾患患者では心事故が多発する早朝の運動は避ける。
- ・気温や湿度の高い季節は服装に気をつけ、脱水にならないように十分に水分をとる。
- ・気温の低い季節も服装に気をつけ、準備運動は室内で行う。
- ・猛暑、厳冬期は外での運動は控える。室内でできるベンチステップ運動（図9-8）を勧める。

・運動は過度にならないように注意する。自己の限界を理解する。特にジョギングは過度になる可能性が高いので速度のコントロールに十分注意をする。

2）メディカルチェック

・なんらかの疾病に罹患している患者はもちろん、現在疾患に罹患していない場合であっても血圧や血糖値等が高い場合や血清脂質が異常値を有している場合は、循環器系に重点をおいた定期的なメディカルチェックを実施する。

・冠動脈疾患患者、呼吸器疾患患者、間欠性跛行を有する患者、心血管系疾患のリスクが高い者や高齢者は主治医に相談し、運動療法開始前に運動負荷試験などにより、適切な運動処方を作成してから安全に実施すべきである。初期には心電図モニタリングなど監視型運動療法が望ましい。

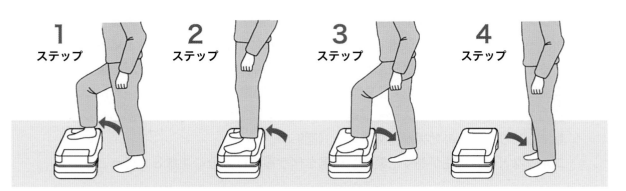

台高 20 cm の場合のステップのしかた（右足から開始する場合）。
最初に右足からステップを開始したときは、2 回目は左足から、と交互に行う。

【運動のポイント】
● 1・2 でステップに上がり、3・4 で下りる。
● 上がった足から下りるようにする。
● 身体に対する負担が偏らないように、ときどき左右を変える。
● 通常の下り階段に比べて膝にかかる負担は小さいが、膝に痛みを感じた場合は、中止する。

図9-8　ベンチステップ運動

3）ベンチステップ運動の強さの目安

・台高 20 cm で下記の昇降回数を目安とし、自覚強度として、「ややきつい」から「楽である」と感じる強度に合わせて昇降回数を調整する（図9-8）。

・ベンチステップ運動中に転倒する可能性があることから、脚力が弱い人については椅子などを近くに置いて、つかまりながら実施するなど、転倒予防に心がける。

> 一般の目安：20回／分（およそ速歩〈5 メッツ〉に相当）
> 低体力者：15回／分（およそ通勤時歩行〈4 メッツ〉に相当）
> 超低体力者：10回／分（およそ平地通常歩行〈3 メッツ〉に相当）*
>
> * 台高 20 cm の上り下りが不可能な場合は 10 cm で15回／分とする

9-3.3　運動療法の実際

ポイント

　有酸素運動を中心に、一日合計30分以上、週３回以上（可能であれば毎日）、または週に150分以上実施することを目標とする。

1）種類

・有酸素運動を中心に実施する。

・代表的な有酸素運動はウォーキング、速歩、水泳、エアロビクスダンス、スロージョギング（歩くような速さのジョギング）、サイクリング、ベンチステップ運動などであり、大腿筋や大臀筋などの大きな筋肉をダイナミックに動かす身体活動である（**表9-6**）。

・レジスタンス運動は筋量や筋力の維持・増強に効果があり、身体機能の維持に役立つ。また、インスリン感受性を改善する効果が報告されている。有酸素運動と組み合わせて実施するとさらによいが、高血圧患者においては運動中の血圧上昇に注意が必要である。過度の血圧上昇を招かないために息をつめないように通常の呼吸をしながら行うよう指導する。

・室内で実施できるベンチステップ運動は有酸素運動であると同時に脚部のレジスタンス運動でもあり、両方の効果が期待できる（**図9-8**）。

・ゴルフなどの競技性が高く、緊張や興奮を伴う種目は十分に注意して行う。

2）運動強度

・中強度の運動とは３メッツ以上を意味する（**表9-5**）。メッツとは安静時代謝の何倍に相当するかを示す運動強度の単位である。

・３メッツとは通常速度のウォーキング（＝歩行）に相当する強さの運動であり、歩行あるいはそれ以上の強度の運動が推奨されるが、潜在性の動脈硬化性疾患や骨関節疾患の合併に配慮するとともに、低体力者などに対しては体力に合った強度の運動から実施するように指導する。

3）運動量・頻度

・１日合計30分以上（短時間の運動を数回に分けて行ってもよい）を週３回以上（可能であれば毎日）、または週に150分以上実施することを目標とする。

4）その他

・厚生労働省は生活習慣病対策として「健康づくりのための身体活動基準および指針（アクティブガイド）」を公表している。アクティブガイドでは生活習慣病を防ぐため、まずは「プラステン（＝今の生活に10分運動時間を加える）」から始め、成人では一日合計60分、高齢者では一日合計40分以上の活動的な生活を送ることを目標として提示している。

・疫学研究により、日常生活における低強度（３メッツ未満）の身体活動にも総死亡低下や脂質の改善との関連が確認されていることから、運動療法以外の日常生活についても座りっぱなしの生活（座位行動）を避け、こまめに歩くなど、活動的な生活を送るよう促す。

表9-5　運動療法指針

種類	有酸素運動を中心に実施する（ウォーキング、速歩、水泳、エアロビクスダンス、スロージョギング、サイクリング、ベンチステップ運動など）
強度	中強度以上を目標にする（中強度とは通常速度のウォーキングに相当する運動強度）
頻度・時間	一日合計30分以上、週3回以上（可能であれば毎日）、または週に150分以上実施することを目標とする。
その他	運動療法以外の時間もこまめに歩くなど、できるだけ座ったままの生活を避ける。

表9-6　身体活動（生活活動・運動）の強度

メッツ	生活活動の例	運動の例
1.8	立位（会話、電話、読書）	
2.0	料理や食材の準備（立位・座位）、洗濯	
2.5	ベビーカーを押す	ストレッチング、ヨガ
2.8	ゆっくりした歩行（平地、53 m/分）	座って行うラジオ体操
3.0	普通歩行（平地、67 m/分）	ボウリング、バレーボール、太極拳
3.5	子供と遊ぶ（歩く／走る）	体操（家で、軽・中等度）、自重を使った軽い筋力トレーニング
4.0	自転車に乗る（通勤、16 m/時未満）	卓球、ラジオ体操第1、パワーヨガ
4.3	やや速歩（平地、93 m/分）	ゴルフ（クラブを担いで運ぶ）
5.0	かなり速歩（平地、107 m/分）	野球、ソフトボール、バレエ（モダン、ジャズ）
5.5	シャベルで土や泥をすくう	バドミントン
6.0	スコップで雪かき	バスケットボール、水泳（のんびり泳ぐ）
6.5		山を登る（0〜4.1 kgの荷物を持って）
7.0		ジョギング、サッカー、スキー、スケート
7.3		エアロビクス、テニス（シングル）の試合
8.0	階段を上がる、運搬（重い荷物）	サイクリング（20 km/時）
8.3	上の階へ荷物を運ぶ	ランニング（134 m/分）、水泳（クロール、46 m/分未満）
9.0	階段を速く上る	ランニング（139 m/分）
10.3		武道・武術（柔道、空手、キックボクシング）

厚生労働省：健康づくりのための身体活動基準2013.
https://www.mhlw.go.jp/stf/houdou/2r9852000002xple.html

9-4 薬物療法

9-4.1 薬物療法の適応

ポイント

- 一次予防においては非薬物療法が基本であるが、LDL-C 180 mg/dL 以上の場合は家族性高コレステロール血症も念頭におき、生活習慣の改善とともに薬物療法を考慮する。
- 冠動脈疾患またはアテローム血栓性脳梗塞の既往がある場合には、原則、生活習慣の改善とともに薬物療法が必須である。
- 家族性高コレステロール血症では、生活習慣の改善とともに早期からの薬物療法を考慮し、厳格な脂質管理を実施する。
- 若年者や閉経前女性で絶対リスクが低い場合には、薬物療法は控えるべきである。
- 脂質管理目標値は、あくまで目標値であり、薬物療法開始基準値ではない。

高脂血症および脂質異常症、高コレステロール血症、高 TG 血症などの診断名がついた患者に対してのみ、薬物療法の保険適用が認められている。

9-4.2 薬物療法の原則

ポイント

- まず LDL-C の管理目標値達成を目指した薬物療法を実施する。次に non-HDL-C の達成を目指す。
- LDL-C の管理目標を達成しても non-HDL-C が高い場合は、高 TG 血症を伴うことが多く、その管理が重要となる。
- 低 HDL-C 血症単独に対する薬物療法の有用性は確認できていないため、基本的に生活習慣の改善で対処するべきである。
- 冠動脈疾患の二次予防においては、治療開始前の LDL-C に関わらず、発症早期より最大耐用量のストロングスタチンを第一選択にした薬物療法が推奨される。

●LDL-C 低下が最も重要である

LDL 受容体の活性を上昇させることが最も有効な LDL-C 低下手段である。HMG-CoA 還元酵素阻害薬（スタチン）と陰イオン交換樹脂（レジン）、小腸コレステロールトランスポーター阻害薬（エゼチミブ）および、PCSK9 阻害薬がこれに該当する。

●Non-HDL-C 低下は LDL-C の次に重要である

Non-HDL-C は LDL や VLDL、レムナントなど動脈硬化を惹起するリポ蛋白に含まれるコレステロールを合計した値である。LDL-C が管理目標を達成していても、non-HDL-C が高い場

合（通常高 TG 血症を合併）は non-HDL-C を二次目標として脂質管理を行う。

●TG 低下も管理目標の一つである

　TG は VLDL やレムナントに豊富に存在する。また、TG が上昇している場合には small dense LDL が上昇していることが多い。VLDL やレムナントの低下作用を示すのはフィブラート系薬または選択的 PPAR α モジュレーターとニコチン酸誘導体である。また、n-3 系多価不飽和脂肪酸、スタチン、エゼチミブにも弱いながら TG 低下作用がある。

●その他の動脈硬化に関連する因子にも配慮する

　HDL はコレステロール逆転送系において重要な役割を担っている。HDL-C 上昇も管理目標の一つであり、HDL-C の上昇による動脈硬化の予防が期待されているが、現時点では薬剤による HDL-C 上昇が心血管イベント抑制につながることを示す十分なエビデンスは乏しい。

9-4.3　薬物療法の実際

ポイント

● 個々の患者の病態や適応に応じて、各薬剤の特徴と効果を考慮した薬剤選択をする。

● 高 LDL-C 血症に対する第一選択の治療薬としてスタチンが推奨される。

● スタチン不耐が疑われる場合には、真にスタチン不耐かどうかを検討して対応を考慮する。

● 単剤で LDL-C の十分な管理ができない場合には、他剤の追加併用療法を考慮する。

● TG が 500 mg/dL 以上の場合には急性膵炎の発症リスクが高いため、食事指導とともに薬物療法を考慮する。

1）LDL-C が高い場合

① HMG-CoA 還元酵素阻害薬（スタチン）

②小腸コレステロールトランスポーター阻害薬（エゼチミブ）

③陰イオン交換樹脂（レジン）

④ニコチン酸誘導体

⑤プロブコール

⑥ PCSK9 阻害薬

⑦ MTP 阻害薬（FH ホモ接合体のみに適応）

　・高 LDL-C 血症に対する第一選択薬はスタチンである。

　・スタチン単剤で開始し、効果が十分でなければその増量もしくは他剤の追加併用を考慮する。その中で特にスタチンとエゼチミブ、またはレジンの併用は有効である。

　・FH ヘテロ接合体患者に対してもスタチンが有効であるが、単剤での管理では不十分であることが多いため、他剤の追加併用療法が必要となるケースが多く、3 種類以上の薬剤併用が必要となる症例も多い。

　・プロブコールは LDL-C 低下作用以外に黄色腫に対する退縮効果が特徴的である。

・PCSK9 阻害薬の対象は、FH ヘテロ接合体およびホモ接合体、冠動脈疾患、非心原性脳梗塞、末梢動脈疾患、糖尿病、CKD などの合併や既往歴がある心血管イベント発症リスクが高い高 LDL-C 血症である。

・スタチン不耐を疑う場合には、「スタチン不耐に関する診療指針2018」に従って対応を考慮する。ノセボ効果による筋症状などの可能性も念頭において対応する。

・副作用の既往等によりスタチン投与が困難な患者（スタチン不耐）や、投与が禁忌とされる患者に限り、PCSK9 阻害薬の単独投与が可能である。

・LDL 受容体が完全欠損する FH ホモ接合体で PCSK9 阻害薬の効果が認められない場合には投与を継続しない。

・PCSK9 阻害薬は LDL アフェレシスで除去されるため、使用する場合はアフェレシス後に投与する。

・MTP（Microsomal Triglyceride Transfer Protein）阻害薬であるロミタピドは、MTP 阻害による肝 VLDL 産生の低下により、LDL-C、TG 低下作用を示す薬剤で、日本での適応は FH ホモ接合体患者に限定される。他の薬物療法が効果を示さない FH ホモ接合体でも LDL-C を約50％低下させるが、主な副作用として、肝臓の脂肪蓄積や腹痛、下痢などを認めるため、厳重な脂肪摂取制限と禁酒が必要で、長期的安全性について今後の検討が必要な薬剤である。

2）Non-HDL-C が高い場合（LDL-C と TG が高い場合）
①スタチン

Non-HDL-C の増加を伴う高 TG 血症では、高 LDL-C 血症の管理を目標として、スタチンを中心とした薬物療法を行う。

②エゼチミブ
③スタチンとフィブラート系薬または選択的 PPAR α モジュレーターの併用

腎臓排泄型のフィブラート系薬は腎機能障害者では併用禁忌、横紋筋融解症には要注意（79ページ「9-4.4　副作用と問題点」参照）。

④スタチンとエゼチミブの併用
⑤スタチンとニコチン酸誘導体の併用

肝障害には要注意。

⑥ スタチンと n-3系多価不飽和脂肪酸の併用

抗凝固薬・抗血小板薬との併用時には出血傾向に注意。

高リスク患者において、LDL-C が管理目標値を達成しても TG が高い場合には non-HDL-C を目標とした脂質管理を行う。また、食後採血や TG 400 mg/dL 以上で Friedewald の式を用いた LDL-C が算出できない場合には、non-HDL-C を指標にした脂質管理を実施し、上記いずれかの薬物療法を考慮する。

3）TG が高い場合
①フィブラート系薬または選択的 PPAR α モジュレーター
②ニコチン酸誘導体

③ n-3系多価不飽和脂肪酸

　　カイロミクロンレムナントや VLDL レムナントの上昇する家族性 III 型高脂血症では、厳格な脂肪制限を実施した上で効果が不十分な場合に、フィブラート系薬または選択的 PPAR α モジュレーターを第一選択として薬物療法を実施する。

4）HDL-C が低い場合

　　低 HDL-C 血症単独に対する薬物療法の有用性は確認できていないが、多くは TG 高値を伴い、高 TG 血症の治療により HDL-C が上昇することから、上記に準ずる。高 TG 血症を伴う低 HDL-C 血症に対するフィブラート系薬の心血管イベント抑制効果がメタ解析では報告されている。

9-4.4　副作用と問題点

ポイント

薬物療法では、特に肝障害や横紋筋融解症などの副作用に留意する。

- 各脂質異常症治療薬で特に注意すべき副作用は表9-7の通りである。
- これら副作用の多くは軽度かつ可逆的である。重大な問題となりうるのは横紋筋融解症であり（83ページ 「解説　横紋筋融解症とは」参照）、スタチン、フィブラート系薬、およびそれらの併用にあたっては注意する必要がある。これらの薬剤の代謝排泄を妨げる薬剤の併用や、腎機能障害がある場合ではリスクが高く、他に、高齢、女性、甲状腺機能低下症など、横紋筋融解症を発症しやすい背景（表9-8）に留意する。
- ほとんどの脂溶性スタチンは CYP にて代謝される（表9-9）。CYP にはさまざまな分子種があり、各薬物は特異的な CYP の分子種により代謝される。代謝に関わる CYP 分子種の阻害物質や競合物質を併用する場合は、作用の増強をきたすことがあるので注意が必要である。一方、フェノバルビタールやフェニトイン、リファンピシンなどは CYP 活性を増強するので、薬物効果が減弱する可能性がある。CYP 関連以外にも相互作用をきたす薬剤はあり、スタチンの種類によって異なるため、個別によく確認する。
- ベザフィブラートは血清クレアチニン値 2.0 mg/dL 以上で投与禁忌、フェノフィブラートは 2.5 mg/dL 以上で投与禁忌である。
- ペマフィブラート（選択的 PPAR α モジュレーター）は、主として肝排泄性であり、腎機能や血清クレアチニン値による禁忌事項はない。ただし、腎機能悪化は一般的に横紋筋融解症のリスクとなるため、eGFR が 30 mL/min/1.73 m^2 未満は慎重投与となっており、低用量から投与を開始するか、投与間隔を延長して使用し、最大用量は 1 日 0.2 mg までとすることとなっている。ペマフィブラートは、現在わが国で使用されているスタチンとの薬物間相互作用は少なく、従来のフィブラート系薬に比べスタチンとの併用の安全性が高いと考えられる。
- フィブラート系薬や選択的 PPAR α モジュレーターを含め高 TG 血症治療薬の使用にあたっては、TG 減少にともなう LDL-C や apoB の増加の可能性に気をつける。VLDL の異化亢進によ

るLDLの増加のためと考えられており、一時的なことが多いが、過食や肥満などVLDL産生が増加する状況を避けるなど、生活習慣改善の工夫も大切である。

・スタチン投与中に筋酵素の上昇を認めた際には、スタチン以外の原因（運動による筋酵素上昇など）をまず除外する。筋酵素の異常高値にスタチン関連筋症状（statin-associated muscle symptoms（SAMS））を認める場合には、横紋筋融解症やミオパチーに進行する危険に注意しながら、原因薬剤を中止するなど、適切に治療をすすめる（83ページ 「解説 横紋筋融解症とは」参照）。

・非常にまれではあるが、免疫介在性壊死性ミオパチー（抗HMGCoA還元酵素（HMGCR）抗体陽性）や特発性炎症性筋炎を発症する例があるので注意する。

・免疫介在性壊死性ミオパチーは、高齢者で発症することが多く、体幹、四肢、近位筋優位の脱力、筋力低下と著しい筋痛、CK高値（平均5,000 U/L程度）を認め、組織学的には炎症細胞浸潤を伴わない筋線維の壊死像などを特徴とする。スタチン投与中止後も所見・症状が持続、急速〜数ヶ月かけて進行する症例がある。疑われる場合は原因薬剤の中止に加えて、神経内科専門医にコンサルトする。ステロイドを中心とした免疫治療が行われることが多い。

・スタチンに伴う重篤な肝障害はまれで、予測不可能と考えられている。しかし、アドヒアランスの観点からは、定期的にフォローすることが望ましい。肝酵素の軽度上昇を認めたときは、薬剤以外の原因（脂肪肝による肝酵素上昇など）をまず除外する。

・スタチンによる糖尿病発症リスク増加（9〜13%増加）が大規模RCTから示唆されているが、その発症頻度は高くなく（1,000患者・年あたり1〜2程度）、心血管イベント高リスクな患者では、スタチンによる心血管イベント抑制効果が糖尿病発症リスクを凌駕する。なお、糖尿病発症リスクが元々高い者（高齢者・メタボリックシンドローム・耐糖能異常など）からの発症増加が主であると報告されているため、このような患者では特に注意する。

・スタチンによる催奇形性の可能性が報告されている。妊娠中あるいは妊娠の可能性がある女性において薬物療法が必要な場合には、レジンが第一選択薬である。

・PCSK9阻害薬の副作用は注射部位に関連した症状が主で、プラセボと同等の安全性が確認されているが、長期的な安全性は確認されていない。

表9-7　脂質異常症治療薬の特性と副作用

分　類	LDL-C	Non-HDL-C	TG	HDL-C	副作用	主な一般名
スタチン	↓↓	↓↓	↓	−〜↑	横紋筋融解症、筋肉痛や脱力感などミオパチー様症状、CK上昇、肝障害、空腹時血糖値およびHbA1c値の上昇、間質性肺炎など	プラバスタチン、シンバスタチン、フルバスタチン
	↓↓↓	↓↓↓				アトルバスタチン、ピタバスタチン、ロスバスタチン
小腸コレステロールトランスポーター阻害薬	↓↓	↓↓	↓	↑	肝障害、CK上昇　※ワルファリンとの併用でワルファリンの薬効増強を認めることがあるので注意が必要である	エゼチミブ
陰イオン交換樹脂	↓↓	↓↓	↑	↑	消化器症状　※エゼチミブ、ジギタリス、ワルファリン、甲状腺およびチロキシン製剤との併用ではそれら薬剤の薬効を減ずることがあるので注意が必要である	コレスチミド、コレスチラミン
プロブコール	↓	↓	−	↓↓	可逆性のQT延長や消化器症状など	プロブコール
PCSK9阻害薬	↓↓↓↓	↓↓↓↓	↓〜↓↓	−〜↑	注射部位反応、鼻咽頭炎、胃腸炎、肝障害、CK上昇など	エボロクマブ
MTP阻害薬※	↓↓↓	↓↓↓	↓↓↓	↓	肝炎、肝機能障害、胃腸障害	ロミタピド
フィブラート系薬	↑〜↓	↓	↓↓↓	↑↑	横紋筋融解症、胆石症、肝障害など	ベザフィブラート、フェノフィブラート、クロフィブラート
選択的PPARαモジュレーター	↑〜↓	↓	↓↓↓	↑↑	横紋筋融解症、胆石症など	ペマフィブラート
ニコチン酸誘導体	↓	↓	↓↓	↑	顔面潮紅や掻痒感、肝障害など	ニコモール、ニコチン酸トコフェロール
n-3系多価不飽和脂肪酸	−	−	↓	−	消化器症状、出血傾向や発疹など	イコサペント酸エチル、オメガ-3脂肪酸エチル

※ホモFH患者が適応
↓↓↓↓：≦−50%　　↓↓↓：−50〜−30%　　↓↓：−30〜−20%　　↓：−20〜−10%　　−：−10〜10%
↑：10〜20%　　↑↑：20〜30%

表9-8　横紋筋融解症を発症しやすい背景

スタチン	・高齢（特に女性） ・小柄な体格 ・高用量のスタチン ・感染、外傷、手術等 ・過量の飲酒 ・肝機能および腎機能障害 ・甲状腺機能低下症、筋疾患 ・過度の運動 ・薬剤併用時* 　［フィブラート系薬、マクロライド系・アゾール系抗菌薬、プロテアーゼ阻害薬、シクロスポリン、エリスロマイシンおよびクラリスロマイシン、アミオダロン、カルシウム拮抗薬（ベラパミル、ジルチアゼム）、ベンゾジアゼピン、その他の代謝拮抗薬など］ ・大量のグレープフルーツジュース摂取*
フィブラート系薬	・肝機能および腎機能障害 ・甲状腺機能低下症 ・外傷、手術、脱水等 ・スタチンとの併用

参考文献等：厚生労働省医薬食品局「医薬品・医療機器等安全性情報　No.268」. 重要な副作用等に関する情報：スタチンによる間質性肺炎
* 薬剤やグレープフルーツジュースの影響はスタチンの種類により異なるため、添付文書を確認すること

表9-9　スタチンの代謝排泄と代謝拮抗薬など

スタチンの種類	代謝排泄	代謝拮抗薬など
シンバスタチン アトルバスタチン	CYP3A4	カルシウム拮抗薬（ジルチアゼム、ベラパミル、ニフェジピン、アムロジピン、シルニジピン、アゼルニジピン、ベニジピン）、ワルファリン、レバグリニド、ケトコナゾール、イトラコナゾール、エリスロマイシン、クラリスロマイシン、シメチジン、オメプラゾール、シクロスポリン、タモキシフェン
フルバスタチン	CYP2C9	ARB（ロサルタン、バルサルタン、カンデサルタン、イルベサルタン、アジルサルタン）、ワルファリン、グリニド（ナテグリニド、ミチグリニド）、グリメピリド、タモキシフェン、フェニトニン
プラバスタチン	硫酸塩化、胆汁および尿中排泄	
ピタバスタチン	主に胆汁排泄。わずかが CYP2C8と2C9で代謝、およびラクトン化	
ロスバスタチン	主に胆汁排泄。わずかが CYP2C9と2C19で代謝	

解説　横紋筋融解症とは

　横紋筋融解症（rhabdomyolysis）とは、横紋筋が障害されることにより、筋組織が崩壊・壊死する状態である。スタチン服用者の0.001％で横紋筋融解症が発症するといわれており、適切な処置が行われないときには死亡する場合もある。数日間のうちに症状は進行し、広範な筋肉痛、把握痛、倦怠感、筋力低下、発熱が出現する。血清CK値はしばしば正常上限40倍以上（およそ10,000 U/L以上）の高値となる。赤色尿（コーラ色尿）にもかかわらず尿沈渣で赤血球を認めないミオグロビン尿が特徴的である。急性腎不全になる可能性があり注意が必要である。スタチンの中止とともに、安静と十分量の補液を行う。

　横紋筋融解症の頻度を解釈するにあたっては、その定義に注意する必要がある。スタチンに伴う筋肉障害の分類に十分なコンセンサスはないが、ACC/AHA/NHLBI* では下記の4つに分けて定義している。
　① ミオパチー：筋肉のあらゆる疾患を表す一般的な用語
　② 筋痛：CK上昇を伴わない筋肉痛や脱力
　③ 筋炎：CK上昇を伴う筋肉症状
　④ 横紋筋融解症：CKが正常上限の10倍以上に上昇し、クレアチニン上昇を伴う筋肉症状があり、通常は茶褐色尿と尿ミオグロブリンを伴う
　このようなカテゴリーでみると、横紋筋融解症の頻度は極めて低い。わが国で行われたJ-LIT（Japan Lipid Intervention Trial）では、この診断基準では6年間で発症率ゼロと報告されている。海外で行われたプラセボを対象とした二重盲検試験での横紋筋融解症の発症率は0.02 〜 0.03％と報告されている。
　横紋筋融解症はフィブラート系薬でも起こりうるが、十分なデータはない。大規模臨床試験ではCKが2倍以上で筋肉痛を伴った症例の発現頻度はフィブラート系薬で0.2％、プラセボで0.06％という報告がある。一般には、血中濃度に依存することから、腎排泄能が低下していると本副作用は起こりやすい。
　横紋筋融解症を起こしやすい背景を表9-8にまとめた。

　CKは筋肉運動でも著明に上昇することがある。CK上昇だけでなく、スタチンが原因となって出現する筋症状（SAMS）があるかどうかがポイントとなる。CKが正常上限の4 〜 10倍未満（およそ800〜2,000 U/L）の上昇である場合は、SAMSに注意し、薬剤中止も検討しながら、注意深く経過観察する。CKが正常上限の10倍以上（およそ2,000 U/L以上）で、かつSAMSのある場合は、重篤な筋有害事象として、すぐに薬剤を中止し、横紋筋融解症やミオパチーに進行する危険に注意しながら、診断と治療をすすめる（図9-9）**。

* ACC/AHA/NHLBI Clinical advisory on the use and safety of statins. J Am Coll Cardiol 40: 567-572, 2002
** 「スタチン不耐に関する診療指針2018」スタチン不耐診療指針作成ワーキンググループ；日本肝臓学会、日本神経学会、日本動脈硬化学会、日本薬物動態学会。

CK	SAMS（−）	SAMS（＋）
＜ x4 ULN	A	B
x4 ≦ ＜ x10 ULN	B	C
x10 ULN ≦	C	D

SAMS：スタチン関連筋症状（筋痛、筋力低下、脱力など）、ULN：基準時上限

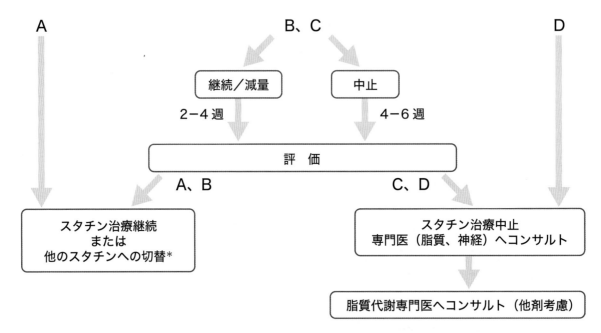

図9-9 スタチン投与時の筋障害に対する推奨アプローチ

* について

・2剤目のスタチン選択に際しては、薬物代謝系の異なるスタチンを、低用量から投与することが望ましい

・高リスク症例では3剤目のスタチンへの切替も検討する

・隔日投与により、筋症状や CK 値上昇が抑制されたとの報告がある

9-5　LDL アフェレシス

9-5.1　LDL アフェレシスの適応

ポイント

- LDL アフェレシスは、体外循環装置を用いて血漿から LDL 粒子を直接除去する治療法である。
- 薬物療法で十分な効果の得られない重度の高 LDL-C 血症に対する治療法として、家族性高コレステロール血症（FH）ホモ接合体、重症ヘテロ接合体が保険適応となる。また薬物治療に反応しない末梢動脈疾患、ネフローゼ症候群を呈する重度腎臓病である巣状糸球体硬化症（FGS：focal glomerular sclerosis）なども適応がある。

1）LDL アフェレシスとは

- ・LDL アフェレシスは体外循環装置を用い血漿から LDL を直接除去する治療法である。
- ・わが国では、デキストラン硫酸セルロース（DSC）カラムによる LDL 吸着法、二重膜濾過法などが多く用いられる。
- ・薬物療法では十分な効果が得られない場合でも、直接 LDL を除去することにより LDL-C を低下させることができる。
- ・LDL、VLDL、Lp（a）粒子の除去に加えて、PCSK9、炎症性サイトカインや凝固因子などの除去も、動脈硬化進展抑制に作用すると考えられる。

2）保険適用

- ・FH：TC 500 mg/dL 以上の FH ホモ接合体。FH ヘテロ接合体では、薬物療法に抵抗を示し TC 250 mg/dL 以下に下がらず、冠動脈疾患を有する場合が適用となる。維持療法として週 1 回を限度として算定できる（なお指定難病である FH ホモ接合体では医療費助成制度の対象となる）。
- ・末梢動脈疾患：閉塞性動脈硬化症で保険収載されており、重症度分類ではフォンテイン分類が用いられる（Ⅰ度：無症状、Ⅱ度：間歇性跛行、Ⅲ度：安静時疼痛、Ⅳ度：潰瘍・壊死）。LDL アフェレシスはフォンテイン分類Ⅱ度以上、薬物療法に抵抗を示し TC 220 mg/dL または LDL-C 140 mg/dL 以下に下がらず外科的治療が困難な場合に、一連につき 3 か月間に10回を限度として算定できる。
- ・巣状糸球体硬化症：薬物療法抵抗性のネフローゼ状態を持続し、TC 250 mg/dL 以下に下がらない場合に、一連につき 3 か月間に12回を限度として算定できる。

9-5.2　LDL アフェレシスの実際

1）装置

- 国内で多く用いられている DSC 法では、血漿分離器で血球から分離された血漿を、デキストラン硫酸セルロース（DSC）カラムに通して LDL を吸着・除去し、その後再び血球と混合して体内に戻す方法をとる。DSC 法では LDL 吸着カラムの飽和が治療の限界となるので、自動システムで小型カラム 2 本を交互に洗浄再生しながら用いることで、体外循環量を減らし吸着限界をなくす方法がとられている（図9-10）。
- 二重膜濾過法では孔径の異なる 2 つの濾過膜を用い、一次膜で血球と血漿を分離、二次膜で粒子の大きい LDL および VLDL を除去する。二次膜の目詰まりによる膜圧上昇が血漿処理量の限界となりうる。
- 10歳未満の小児 FH ホモ接合体では、体外循環血流量を減らすため単純血漿交換が行われることがある。

2）方法

- ブラッドアクセスには、通常、上腕肘静脈が用いられる。
- 血漿処理量は体重および LDL-C 値により決定する。通常 3〜6 L の血漿処理で LDL-C 値を 60〜80％低下させることができる。
- LDL-C 値は治療終了後ただちに上昇を始め、2 週間以内に治療前値に戻るが（図9-11）、薬物療法などによりこの上昇速度を緩和できることもある。
- 現在使用されている PCSK9 阻害薬は抗体医薬であり、LDL 吸着カラムへ吸着されるため、LDL アフェレシス治療終了後に投与する。

3）冠動脈疾患発症抑制効果

- FH ホモ接合体では、致死的心筋梗塞の発症は有意に抑制される。また治療開始時期が早ければ大動脈弁上狭窄の改善が期待できるとの報告がある。LDL 受容体残存活性に依存せず、FH ホモ接合体では現在でも中核となる LDL 低下療法である。
- FH ヘテロ接合体では、比較的小規模の研究だが、心イベントの発生率抑制、血管内エコー評価による冠動脈プラークの安定化、冠動脈造影評価による狭窄進展抑制または退縮、冠動脈の血流増加、心電図の改善などが報告されている。

4）副作用

- 体外循環を行うため、実効循環血漿量の減少による血圧低下は危険であり、とりわけ冠動脈疾患のある患者に施行するときには、十分な注意を要する。
- DSC と血漿の接触によりブラジキニンが活性化される。ACE 阻害薬の服用でブラジキニンが蓄積し重篤なショック症状を引き起こす可能性があり、ACE 阻害薬併用は禁忌である。
- 妊娠中に施行する場合は、血圧下降の副作用出現頻度が高いため、心電図モニター、胎児心拍モニターを使用して、厳重な監視のもとに行う。二次予防の FH ホモ接合体妊婦に対する LDL アフェレシスは、経験のある施設で比較的安全に施行できていることが報告されている。

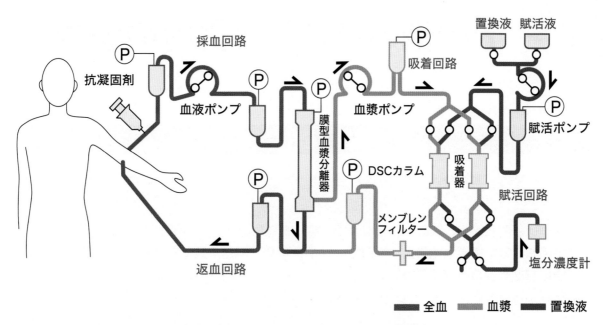

図9-10　LDLアフェレシスの模式図

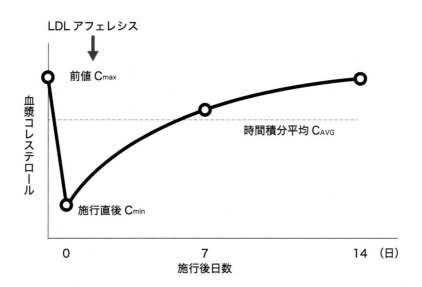

注）2週間ごとに行った場合の時間積分平均値（CAVG）は、CAVG＝Cmin＋0.73（Cmax−Cmin）で計算される。［Cmax：治療前値、Cmin：施行直後の値］

図9-11　LDLアフェレシス後の血漿コレステロール値の変化

5）参考

日本動脈硬化学会：家族性高コレステロール血症の紹介可能な施設等一覧
https://www.j-athero.org/jp/wp-content/uploads/specialist/pdf/fh_institution.pdf

日本アフェレシス学会
https://www.apheresis-jp.org

　LDLアフェレシスは血液透析療法が可能な施設であれば実施可能であるが、FHの治療経験がある専門医に相談することを勧める。

　心血管疾患の極めてハイリスクな患者が対象となる治療であり、維持期にも循環器疾患の定期的な評価が必要である。

10 その他のリスク合併時の管理

ポイント

● 喫煙は冠動脈疾患、脳卒中、腹部大動脈瘤、末梢動脈疾患（PAD）などの動脈硬化性疾患の独立した主要な危険因子であり、性別や年齢、喫煙本数に関わらず、すべての喫煙者に禁煙を勧めるべきである。

● 受動喫煙も冠動脈疾患、脳卒中の危険因子であり、回避すべきである。

● 喫煙の本質はニコチン依存症であり、禁煙する際には禁煙補助薬を含むさまざまなサポートが利用できる。

・喫煙は、動脈硬化性疾患の主要な、そして禁煙により確実に取り除くことが可能な危険因子である。

・喫煙は、性別を問わず、冠動脈疾患や脳卒中、腹部大動脈瘤、末梢動脈疾患などの発症と、これらによる死亡の主要な危険因子である。たとえ１日１本の喫煙でも冠動脈疾患や脳卒中の発症が有意に増加する。

・喫煙は、２型糖尿病、脂質異常症（HDL-C低下）、メタボリックシンドロームの発症リスクでもあり、この点からも動脈硬化性疾患リスク増加に関与する。

・受動喫煙は冠動脈疾患、脳卒中の発症リスクを約1.3倍に増加させる。

・加熱式たばこについて、たばこ会社はタバコ由来の有害物質が軽減していると発表しているが、加熱式たばこへの切り替えによってたばこによる健康被害が軽減することは証明されていない。紙巻きたばこと同様の血管内皮機能障害をきたしたという報告もある。

・動脈硬化性疾患の予防にあたっては、性別や年齢に関係なく、また過去の喫煙年数や現在の喫煙本数にかかわらず、すべての人に速やかで完全な禁煙を勧めるべきであるとともに、受動喫煙回避を指導すべきである。

・完全な禁煙により、動脈硬化性疾患の一次・二次予防に関わらず、罹患や死亡のリスクを低下させることができる。喫煙本数を減らすことや低ニコチン低タールたばこに替えることではリスクは低下しない。

・心血管死亡の減少に対する禁煙の効果は、その開始とともに速やかに現れ、禁煙期間が長くなるほどより有効である。

・禁煙の後には１年で４〜５kg程度体重が増加して血糖値や脂質値の悪化がみられることがあるが、２〜４年の禁煙継続は体重増加によるデメリットを凌駕して心血管疾患リスクを低下させる。

・臨床医が患者と対面し、３分間以内の禁煙アドバイスを行うことで、禁煙率は約30％高まる。

・日常の外来診療の中でも活用できる禁煙指導の方法として、禁煙ガイドラインに基づく5A（Ask,

Advice, Assess, Assist, Arrange）アプローチが推奨される（**表10-1**）。

・喫煙の本質はニコチン依存であり、薬物療法（ニコチン代替療法、バレニクリン）により成功率を高めることができる。

・禁煙治療は、一定の要件を満たす場合には保険適用となり、オンライン診療や禁煙補助アプリを利用することもできる（90ページ「解説　禁煙治療と保険適用」参照）。

表10-1　外来診療などで短時間にできる禁煙治療の手順— 5A アプローチ

Ask about tobacco use.	診察のたびに喫煙状態をたずねる。
Advise to quit.	すべての喫煙者に喫煙をやめるように、はっきりと、強く、個別に忠告する。
Assess willingness to make a quit attempt.	患者に禁煙したいかを聞き、その時点での禁煙意思を評価する。
Assist in quit attempt.	患者が禁煙したい場合は、 ・患者が禁煙を計画するのを支援する。 （禁煙開始日の決定。離脱症状などの問題点に備える。環境を整える。） ・禁煙治療薬を勧める。 ・カウンセリングを行う。 ・ソーシャルサポートを提供する。 患者が禁煙したくない場合は、禁煙の動機づけをする。
Arrange follow up.	患者が禁煙を試みる場合は、禁煙開始予定日の1週間以内にフォローアップの日を決める。 患者が禁煙をしようとしない場合は、ニコチン依存について説明し、次回の禁煙を促す。

US Department of Health and Human Services: Treating Tobacco Use and Dependence: 2008 Update. より改変

10 その他のリスク合併時の管理

解説 禁煙治療と保険適用

　禁煙治療の経験を有する医師の勤務、専任の看護師の配置、敷地内禁煙の実施、呼気一酸化炭素濃度測定器の所有など、一定の施設基準を満たした医療機関では、地方厚生局に登録の上、保険診療として12週間の禁煙治療を実施することが可能であり、通常"禁煙外来"と呼ばれている。

　ニコチン依存症と診断され、35歳以上の場合はブリンクマン指数200以上で、すぐに禁煙意思のある喫煙者が、12週間の禁煙治療プログラムに文書による同意署名をした場合には保険適用の対象となる。加熱式たばこの使用者も対象で、オンライン診療も認められている。禁煙補助薬として、ニコチンパッチやニコチンガムなどのニコチン代替療法剤、または$\alpha 4\beta 2$ニコチン受容体部分作動薬バレニクリンが使用され、医師および看護師の禁煙支援と相まって禁煙成功率を高める。バレニクリンと併用してスマートフォン用の禁煙治療用アプリケーションと携帯用呼気一酸化炭素濃度測定器を利用する禁煙治療も保険適用となった。

解説 新型たばこ

　新型たばこには、加熱式たばこと電子たばこがある。加熱式たばこは、タバコの葉（その加工品）を直接加熱するか、グリセリンなどを加熱してタバコ葉カプセルを通過させることで生じる物質を吸引する製品である。わが国でも紙巻きタバコからの切り替え、または併用による使用が広まっている。電子たばこは、吸入器で発生させたエアロゾルを吸入して使用する製品で、ニコチンを含むものと含まないものがある。ニコチンを含む電子たばこはわが国では販売が禁止されているが、個人輸入によって入手している場合がある。

10-2 高血圧

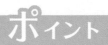

　高血圧は脳血管障害、冠動脈疾患、末梢動脈疾患の重要な危険因子であり、これら動脈硬化性疾患を予防、治療する上で高血圧の管理は重要である。

10-2.1　高血圧の診断

・わが国の高血圧患者は約4,300万人いると推定され、加齢とともに増加する高頻度な疾患である。うち、3,100万人が管理不良とされており、いまだ十分ではない。

・診察室血圧に加えて、家庭血圧測定や24時間自由行動下血圧測定などの診察室外血圧も用いて高血圧を診断する。高血圧基準は、診察室血圧で 140/90 mmHg 以上、家庭血圧で 135/85 mmHg 以上、24時間血圧の１日の平均で 130/80 mmHg 以上である。

・白衣高血圧（診察室血圧が高血圧、診察室外血圧が正常）は、非高血圧と比べて脳心血管イベントリスクが高い。治療の必要はないが高血圧に移行する頻度が高いとされ注意深く経過観察を行う。

・仮面高血圧（診察室血圧が正常、診察室外血圧が高血圧）は、非高血圧や白衣高血圧と比較して臓器障害や脳心血管イベントリスクが高く、持続性高血圧と予後は同じであるため、積極的な治療が必要である。

・高血圧は、診察室血圧の値によって高値血圧（130〜139/80〜89 mmHg）、Ⅰ度（140〜159/90〜99 mmHg）、Ⅱ度（160〜179/100〜109 mmHg）、Ⅲ度（180/110 mmHg 以上）に分類する。他の危険因子や合併症の状況とあわせて、脳心血管リスクを低・中等・高リスクに分類するが、脂質異常症を合併している場合、高値血圧、Ⅰ度高血圧で他にリスクがない場合のみ中等リスクで、それ以外は高リスクに分類される。

10-2.2　高血圧管理の原則

・動脈硬化性疾患の予防・治療の立場から、生活習慣の改善とともに降圧薬治療を行う。正常高値血圧レベル以上（120/80 mmHg 以上）に対しては、生活習慣の修正を行う。高値血圧レベルの高リスクおよび高血圧レベルの中等リスクの場合は、１か月以内の生活習慣の改善で降圧目標を達成できていない場合に降圧薬治療を開始する。高血圧レベルの高リスクの場合は生活習慣の改善とともに直ちに降圧薬治療を開始する。

・降圧治療とともに合併症のコントロールも行う。

・二次性高血圧の疑い例や治療抵抗性高血圧（利尿薬を含む適切な用量の３剤以上の降圧薬を継続投与しても、なお目標血圧まで下がらない場合）、高血圧緊急症・切迫症、妊娠高血圧症候群は、専門医に紹介する。

10-2.3　降圧薬選択

- 脂質異常症と高血圧以外の合併している疾患や病態、年齢に基づいて、積極的適応となる薬剤の選択に留意するとともに、薬剤の副作用や禁忌も考慮する（表10-2、10-3）。
- 高血圧患者一般に推奨される第一選択薬はCa拮抗薬、アンジオテンシンⅡ受容体拮抗薬（ARB）、アンジオテンシン変換酵素阻害薬（ACE阻害薬）、サイアザイド系利尿薬である。脂質異常症を合併した場合は、脂質代謝に影響しないCa拮抗薬、ARB、ACE阻害薬、もしくは軽度改善効果を有するα遮断薬の使用が望ましい。
- 降圧不十分な場合は、切り替え、増量、併用の中から方針を決めるが、厳格な降圧目標を達成する際には、降圧薬を倍増するよりも異なる降圧薬を併用するほうが良好な降圧効果が得られる。少量の降圧利尿薬であれば、脂質代謝に与える影響は少ないので、降圧目標達成を優先して使用を決定する。
- β遮断薬が糖尿病患者の低血糖症状を自覚しにくくすることや、グレープフルーツジュースが一部のスタチンやCa拮抗薬の効果を増強することなど、薬物や食事との相互作用にも注意する。

表10-2　主要降圧薬の積極的適応

	Ca 拮抗薬	ARB/ACE 阻害薬	サイアザイド系利尿薬	β遮断薬
左室肥大	○	○		
LVEF の低下した心不全		○ [*1]	○	○ [*1]
頻脈	○（非ジヒドロピリジン系）			○
狭心症	○			○ [*2]
心筋梗塞後		○		○
蛋白尿／微量アルブミン尿を有する CKD		○		

[*1]：少量から開始し、注意深く漸増する。[*2]：冠攣縮には注意。
日本高血圧学会「高血圧治療ガイドライン2019」より引用

表10-3　主要降圧薬の禁忌や慎重投与となる病態

	禁忌	慎重投与
Ca 拮抗薬	徐脈 （非ジヒドロピリジン系）	心不全
ARB	妊娠	腎動脈狭窄症[*1] 高 K 血症
ACE 阻害薬	妊娠 血管神経性浮腫 特定の膜を用いるアフェレシス／ 血液透析	腎動脈狭窄症[*1] 高 K 血症
サイアザイド系利尿薬	体液中のナトリウム、カリウムが 明らかに減少している病態	痛風 妊娠 耐糖能異常
β 遮断薬	喘息 高度徐脈 未治療の褐色細胞腫	耐糖能異常 閉塞性肺疾患 末梢動脈疾患

[*1]：両側性腎動脈狭窄の場合は原則禁忌。
日本高血圧学会「高血圧治療ガイドライン2019」より引用一部改変

10-2.4　厳格な降圧目標の達成

・降圧目標は、脂質異常症の合併の有無によらない。75歳未満の成人、蛋白尿陽性の CKD、糖尿病、両側頸動脈狭窄や脳主幹動脈閉塞がない脳血管障害患者、抗血栓薬服用中の場合は 130/80 mmHg 未満である。75歳以上、両側頸動脈狭窄や脳主幹動脈閉塞があるか未評価の脳血管障害患者、蛋白尿陰性の CKD の場合は 140/90 mmHg 未満を目指す。75歳以上でも、併存疾患により降圧目標が 130/80 mmHg 未満とされる場合、忍容性があれば個別に判断する。
・降圧目標の達成の判断において、診察室血圧と家庭血圧による結果が乖離する場合は、家庭血圧値による判断を優先する。
・家庭血圧での降圧目標は診察室血圧の降圧目標値より 5 mmHg 低い値とする。
・収縮期血圧が 120 mmHg 未満、75歳以上では 130 mmHg 未満に降圧された場合は、過降圧に注意する。

　脂質異常症を合併している高血圧患者では、減塩を中心とした食事療法、運動、節酒、禁煙、肥満の改善などの生活習慣の改善が降圧薬の作用を増強させるため、非薬物療法として有用である。薬物療法の降圧薬選択においては、脂質代謝改善効果を有する、あるいは増悪作用のない降圧薬を選択し、厳格な降圧管理をすることが脳心血管イベントの抑制に有用である。

10
その他のリスク合併時の管理

10-3　糖　尿　病

ポイント

- 糖尿病は動脈硬化性疾患の重要な危険因子である。

- 糖尿病にいたる前の耐糖能異常の時期から動脈硬化リスクは高まるため、この時期からの生活習慣改善が推奨される。

- 家族性高コレステロール血症、非心原性脳梗塞、末梢動脈疾患、細小血管障害（網膜症、腎症、神経障害）合併、喫煙、血糖コントロール不良状態の持続などを持つ糖尿病患者は冠動脈疾患発症リスクが高いので、より厳格な管理が推奨される。

- 二次予防の患者では、LDL-C 70 mg/dL 未満を管理目標値とする。

- 糖尿病患者の動脈硬化性疾患予防には血糖管理のみならず、脂質異常症、高血圧症、肥満症（内臓脂肪型肥満）、喫煙などの危険因子を包括的に管理することが重要である。

10-3.1　糖尿病患者の動脈硬化性疾患の病態

・糖尿病は動脈硬化性疾患の重要な危険因子である。高血糖のみならず、脂質異常症、高血圧症、インスリン抵抗性、内臓脂肪型肥満など、複数の危険因子が合併しやすいことが要因である。

・糖尿病患者は高 LDL-C 血症、高 TG 血症、低 HDL-C 血症を合併しやすく、さらにレムナントの増加や small dense LDL、酸化 LDL など質的異常を伴ったリポ蛋白の上昇が特徴的である。LDL-C の管理と同時に、non-HDL-C を指標にした高 TG 血症の管理が求められることが多い。

・糖尿病にいたる前の耐糖能異常の時期から動脈硬化リスクは高まる。糖尿病患者の冠動脈疾患発症リスクは健常者に比べ 2 ～ 4 倍高い。

・糖尿病患者の冠動脈病変の特徴は、多枝病変、病変が高度でびまん性、石灰化が多いことである。典型的胸痛発作を伴わない無症候性心筋虚血も多く、診断の遅れにつながることがある。糖尿病患者における冠動脈疾患の再発リスクは高く、予後も非糖尿病患者に比べて悪い。

・糖尿病患者の脳血管障害発症率は高く、また、糖尿病患者の脳血管障害は非糖尿病者に比べて予後が悪く、再発率も高い。

・糖尿病に家族性高コレステロール血症、非心原性脳梗塞、末梢動脈疾患、細小血管障害（網膜症、腎症、神経障害）合併、喫煙、血糖コントロール不良状態の持続などを合併した場合、冠動脈疾患のリスクが上昇する。

10-3.2　糖尿病患者の動脈硬化性疾患の予防・治療

・糖尿病にいたる前の耐糖能異常の時期から、運動不足、食塩摂取過剰、喫煙などの生活習慣を改善させる介入が推奨される。メタボリックシンドロームを合併した境界型症例ではより強力な介入を行う必要がある。

・糖尿病患者において、血糖管理強化は動脈硬化性疾患発症抑制につながる。ただし、低血糖を引き起こすほどの厳格な血糖管理は心血管死と関連する危険性がある。

・動脈硬化性疾患リスクの高い 2 型糖尿病患者において、SGLT2 阻害薬と GLP-1 受容体作動薬が、動脈硬化性疾患発症リスクを低下させることが報告されている。

・高 LDL-C 血症を合併した糖尿病患者の冠動脈疾患およびアテローム血栓性脳梗塞の一次予防、および二次予防にスタチンが有効である。

・LDL-C の管理目標を達成しても non-HDL-C が高値の高 TG 血症を合併する場合も多い。高 TG 血症を合併した糖尿病患者に対するフィブラート系薬投与は、冠動脈疾患イベント発症を抑制する可能性がある。

・一次予防糖尿病患者の LDL-C 管理目標値は 120 mg/dL 未満である。ただし、末梢動脈疾患、細小血管症（網膜症、腎症、神経障害）合併時、または喫煙ありの場合は 100 mg/dL 未満である。

・二次予防糖尿病患者では、一律に LDL-C 70 mg/dL 未満を目標値とする厳格な管理を目指す。

・糖尿病は、男性と比較し女性の冠動脈疾患の発症リスクを上昇させる。糖尿病を合併した女性では、動脈硬化危険因子の管理は男性同様厳格に行う。

・日本人を対象にした J-DOIT3 で示されたように、糖尿病患者の動脈硬化性疾患予防には血糖管理のみならず、脂質異常症、高血圧症、肥満症（内臓脂肪型肥満）、喫煙などの危険因子を包括的に管理することが重要である。

10 その他のリスク合併時の管理

10-4　慢性腎臓病（CKD）

ポイント

● 慢性腎臓病（CKD）は動脈硬化性疾患の高リスク病態である。

● CKD 合併症例の動脈硬化性疾患予防には、腎保護とともに、脂質異常症、糖尿病、高血圧、喫煙などの危険因子を包括的に管理することが重要である。

● 腎機能低下症例の脂質管理においては、腎排泄性薬剤（特にフィブラート系薬）の使用に注意する。

10-4.1　慢性腎臓病（CKD）患者の動脈硬化性疾患の病態

・CKD は動脈硬化性疾患の重要な高リスク病態である。腎機能正常者（eGFR ≧60 mL/分/1.73 m²）に比較して、CKD ステージ 5（eGFR<15 mL/分/1.73 m²）では、心血管疾患発症リスクは18倍で、腎機能が低い患者ほどリスクが高い。

・腎機能が同程度なら蛋白尿の程度が高いほど心血管リスクが高い。

・CKD における脂質異常症の表現型は病期により多様である。ネフローゼ症候群など蛋白尿を呈する病態では Ⅱa 型、Ⅱb 型、Ⅳ型を示す。腎不全に至ると HDL-C の低下を伴う Ⅳ型やレムナントの増加した Ⅲ型様の表現型を示し、高 LDL-C 血症の頻度は低い。

・CKD における冠動脈病変は、多枝病変、びまん性、石灰化病変増加などの特徴があり、糖尿病に類似する。典型的胸痛発作を伴わない場合も多く、透析導入時の約半数に無症候性冠動脈疾患が認められたとの報告がある。心筋梗塞発症後の生存率は eGFR が低いほど悪い。

・CKD 患者では脳卒中のリスクも高く、無症候性脳血管障害（ラクナ梗塞、深部白質病変、微小脳出血）の頻度も高い。

・CKD 患者における末梢動脈疾患合併率は24%との断面調査がある。

・病期の進んだ CKD では、骨ミネラル代謝異常を伴い、血管石灰化の頻度が高くなる。

10-4.2　慢性腎臓病（CKD）患者の動脈硬化性疾患の予防・治療

・CKD 患者の動脈硬化性疾患の予防には、CKD 早期から、生活習慣改善を中心とした介入が推奨される。

・CKD 患者において、腎保護とともに、脂質異常症、糖尿病、高血圧、喫煙などすべてに配慮した包括的管理が求められる。

・CKD 重症度分類（表10-4）、および年齢、血尿の有無、腎機能悪化の程度を参考に、腎臓専門医への紹介の要否を検討する。

・CKD 重症度分類 GFR 区別 G3〜 G5D を対象とした一次予防試験で、スタチン・エゼチミブ併用による動脈硬化性心血管イベントリスク低下が示されている。

・大規模臨床試験の対象のうち CKD 重症度分類 GFR 区別 G3 のみ検討したサブ解析では、スタチンによる心血管リスク低下が示されている。

・透析患者のみを対象とした RCT では、スタチンによる有意なリスク低下は示されていないが、治療前に LDL-C 高値を示したサブグループでは有意なリスク低下が示されている。
・CKD 患者を対象としたコホート研究で、動脈硬化性疾患リスクに TG が関連することが示されているが、CKD 患者を対象とし TG 低下療法による動脈硬化性疾患予防効果を示す臨床試験はない。
・CKD 患者の動脈硬化性疾患一次予防のための脂質管理目標値は、LDL-C＜120 mg/dL、non-HDL-C＜150 mg/dL、TG＜150 mg/dL（空腹時）、TG＜175 mg/dL（随時）、HDL-C≧40 mg/dL である。
・糖尿病合併の CKD 患者の動脈硬化性疾患一次予防のための脂質管理目標値は、LDL-C＜100 mg/dL、non-HDL-C＜130 mg/dL、TG＜150 mg/dL（空腹時）、TG＜175 mg/dL（随時）、HDL-C ≧40 mg/dL である。
・CKD 患者の動脈硬化性疾患二次予防のための管理目標は LDL-C＜100 mg/dL、non-HDL-C＜130 mg/dL、TG＜150 mg/dL、HDL-C ≧40 mg/dL である。
・CKD 合併前期高齢者の脂質管理目標は成人に準ずる。
・CKD 合併後期高齢者の脂質異常症管理は個々の患者の病態に合せて判断し、特に薬物による副作用の発現に注意する。
・腎排泄性のフィブラート系薬は腎機能低下症例では禁忌となる場合があるので注意する。
・胆汁排泄性の選択的 PPAR α モジュレーターであるペマフィブラートは、腎機能低下症例でも投与可能である。ただし eGFR30 mL/min/1.73 m^{2}未満では慎重に投与する。

表10-4　慢性腎臓病（CKD）の重症度分類

原疾患		蛋白尿区分		A1	A2	A3
糖尿病		尿アルブミン定量（mg/日）尿アルブミン／Cr 比（mg/gCr）		正常	微量アルブミン尿	顕性アルブミン尿
				30未満	30〜299	300以上
高血圧 腎炎 多発性嚢胞腎 移植腎 不明 その他		尿蛋白定量（g/日）尿蛋白／Cr 比（g/gCr）		正常	軽度蛋白尿	高度蛋白尿
				0.15未満	0.15〜0.49	0.50以上
GFR区分（mL/分/1.73 m²）	G1	正常または高値	≧90			
	G2	正常または軽度低下	60〜89			
	G3a	軽度〜中等度低下	45〜59			
	G3b	中等度〜高度低下	30〜44			
	G4	高度低下	15〜29			
	G5	末期腎不全（ESKD）	＜15			

重症度は原疾患・GFR 区分・蛋白尿区分を合わせたステージにより評価する。CKD の重症度は死亡、末期腎不全、心血管死発症のリスクを緑のステージを基準に、黄、オレンジ、赤の順にステージが上昇するほどリスクは上昇する。
（KDIGO CKD guideline 2012 を日本人用に改変）
日本腎臓学会「エビデンスに基づく CKD 診療ガイドライン2018」https://cdn.jsn.or.jp/data/CKD2018.pdf より転載

10 その他のリスク合併時の管理

10-5　メタボリックシンドローム

ポイント

● メタボリックシンドロームは、内臓脂肪蓄積を基盤に、空腹時高血糖・脂質異常（高トリグリセライド血症かつ／または低 HDL コレステロール血症）・血圧高値のうち 2 つ以上を合併する動脈硬化性疾患の易発症病態である。

● 合併する病態それぞれの治療より、第一にそれらの上流にある内臓脂肪の減少を目的とした食事療法、運動療法を行うことが重要である。

10-5.1　診断

・「ウエスト周囲長の増大で示される内臓脂肪蓄積」＋「脂質異常・血圧高値・空腹時高血糖のうち 2 つ以上の合併」でメタボリックシンドロームと診断される（表10-5）。

・内臓脂肪が増加すると男女とも過栄養による健康障害数が増加する。臍高レベル腹部 CT スキャンによって判定した内臓脂肪面積 100 cm^2 が内臓脂肪蓄積のカットオフ値である。それに相当するウエスト周囲長が男性 85 cm、女性 90 cm である。

・メタボリックシンドロームを呈する多くの人々はインスリン抵抗性を持ち、2 型糖尿病の発症リスクも高い。このようにして発症する糖尿病は境界型の段階から、特に動脈硬化性心血管疾患の基盤としての認識が必要である。

・空腹時血糖値 110 mg/dL 以上が診断基準値であるが、糖負荷後 2 時間血糖値の高値が動脈硬化性疾患のリスクとなることが報告されており、空腹時血糖値が 100 mg/dL 以上であれば、必要に応じて 75 gOGTT の実施を追加して、耐糖能異常の有無を確認するのがよい。

・脂質異常として、内臓脂肪蓄積や高インスリン血症による VLDL 合成亢進、インスリン抵抗性やリポ蛋白リパーゼ活性低下による VLDL 異化低下、HDL 生成の低下が起こり、高トリグリセライド血症、低 HDL-C 血症を示す。また、レムナントリポ蛋白や small dense LDL などの増加を伴う。

・高 LDL-C 血症は、メタボリックシンドロームとは独立した危険因子なので、メタボリックシンドロームに高 LDL-C 血症を合併する場合には冠動脈疾患のリスクはより高くなると考えられる。

・メタボリックシンドロームでは、個々の危険因子の程度が軽くても、心血管疾患のリスクが高いことから、積極的に動脈硬化のチェックを行うことが望ましい。

10-5.2　周辺の病態（微量アルブミン尿・高尿酸血症・睡眠時無呼吸症候群）

・微量アルブミン尿はメタボリックシンドロームにしばしばみられる。糖尿病と診断されている場合は腎症の評価に必須である。

・高尿酸血症はメタボリックシンドロームの周辺疾患であり、特に高トリグリセライド血症とし

ばしば合併し、壮年期など比較的若い世代から見受けられる。
・高尿酸血症は動脈硬化性疾患の危険因子であるとする報告がある。
・睡眠時無呼吸症候群（SAS）には中枢性睡眠時無呼吸と閉塞性睡眠時無呼吸（OSA）があり、肥満・内臓脂肪蓄積は OSA の重要な要因である。
・OSA は二次性高血圧の主要な原因のひとつであり、心血管疾患発症のリスクとなる。
・CPAP 治療は使用状況が保たれていれば OSA の心血管イベントを抑制する可能性がある。

10-5.3　予防と治療

・メタボリックシンドロームでは個々の危険因子それぞれの治療より、まずそれらの上流に位置する内臓脂肪蓄積の減少を目指し、食事療法、運動療法などの療養指導を行うことが重要で、行動療法の併用も有効である。内臓脂肪減少で複数リスクの包括的な改善が期待できる。
・体重やウエスト周囲長を標準体重や基準値内まで減少させることが目標ではなく、体重やウエスト周囲長の 3％減を 3 〜 6 か月間での目標とする。高度肥満（BMI≧35）では 5 〜 10％減を目指す。
・地域・職域では特定健診・保健指導において、医療機関では顕在化した疾患を治療・療養指導する臨床現場において、対象者が体重・ウエスト周囲長の減少のみならず、それに伴う各危険因子の数値の改善を実感し、生活習慣改善の継続に繋げることが重要である。
・高 LDL-C 血症はメタボリックシンドロームとは独立して管理し、動脈硬化性疾患の予防を目指す。
・高齢者においては体脂肪分布のみならず、骨格筋の評価もサルコペニア・フレイル予防を念頭に必要である。

SAS：sleep apnea syndrome
OSA：obstructive sleep apnea
CPAP：continuous positive airway pressure

10 その他のリスク合併時の管理

表10-5　メタボリックシンドロームの診断基準

腹腔内脂肪蓄積	
ウエスト周囲長	男性 ≧ 85 cm
	女性 ≧ 90 cm
（内臓脂肪面積　男女とも ≧ 100 cm^2 に相当）	

上記に加え以下のうち 2 項目以上

高トリグリセライド血症	≧ 150 mg/dL
かつ／または	
低 HDL コレステロール血症	< 40 mg/dL
	男女とも
収縮期血圧	≧ 130 mmHg
かつ／または	
拡張期血圧	≧ 85 mmHg
空腹時高血糖	≧ 110 mg/dL

・ CT スキャンなどで内臓脂肪面積測定を行うことが望ましい。
・ ウエスト周囲長は立位、軽呼気時、臍レベルで測定する。脂肪蓄積が著明で臍が下方に偏位している場合は肋骨下縁と前上腸骨棘の中点の高さで測定する。
・ メタボリックシンドロームと診断された場合、糖負荷試験が薦められるが診断には必須ではない。
・ 高 TG 血症、低 HDL-C 血症、高血圧、糖尿病に対する薬剤治療を受けている場合は、それぞれの項目に含める。
・ 糖尿病、高コレステロール血症の存在はメタボリックシンドロームの診断から除外されない。

メタボリックシンドローム診断基準検討委員会：メタボリックシンドロームの定義と診断基準、日内会誌94：794-809、2005より一部改変

10-6　NAFLD/NASH

ポイント

- 非アルコール性脂肪性肝疾患（NAFLD）患者では、非 NAFLD 患者と比較し、心血管疾患の発症リスク／心血管死ともに高率である。
- NAFLD／非アルコール性脂肪肝炎（NASH）発症の重要な背景因子は、肥満と糖尿病である。
- NAFLD 患者では、高トリグリセライド血症、低 HDL コレステロール血症、高 LDL コレステロール血症と関連する。また NAFLD 患者では、small dense LDL コレステロールやレムナントコレステロールが増加する。

10-6.1　診断

- 非アルコール性脂肪性肝疾患（NAFLD）の診断は、1）画像または組織学的に肝臓に脂肪蓄積（肝細胞の 5 ％以上）があり、2）アルコール・薬剤・遺伝子疾患による二次性脂肪肝を除外する、とされている。
- 非アルコール性の定義はエタノール換算で、男性 30 g/日、女性 20 g/日未満である。
- NAFLD は、病態がほとんど進行しない非アルコール性脂肪肝（NAFL）と進行性で肝硬変や肝がんの発生母地となる非アルコール性脂肪肝炎（NASH）とに分類される。
- NAFL に比して NASH の方が、予後が不良であるが、AST、ALT、γ GT などの血液検査値で NAFL と NASH を区別するのは困難であり、肝生検、超音波エラストグラフィや MRI を使用した MR エラストグラフィ、FIB-4 index（年齢、AST、ALT、血小板を用いた指標）などのスコアリングシステムが NASH の診断に用いられている。

10-6.2　周辺の病態

- 背景因子としては、肥満、糖尿病に合併することが多い。
- メタボリックシンドロームとの関連では、NAFLD/NASH は肥満に合併することが多いが肥満の合併は必須ではない。非肥満の non-obese NAFLD/NASH や、痩せに合併した lean-NAFLD/NASH という概念も注目されている。
- NAFLD/NASH は、高トリグリセライド血症、低 HDL コレステロール血症、高 LDL コレステロール血症と関連する。
- NAFLD 患者では、small dense LDL やレムナントコレステロールが増加することが報告されており、動脈硬化性疾患のリスク因子になっていると考えられる。

10-6.3　予後と治療

・NAFLD/NASH の予後では、肝硬変や肝がんなどにより肝関連死よりも、心血管疾患や他臓器がんによる死亡の方が多いことに注意する。

・治療は、減量が有効である。NAFLD/NASH のみを標的とした薬物は開発されておらず、糖尿病治療薬であるピオグリタゾン、SGLT2 阻害薬、GLP-1 受容体作動薬が有効であることが報告されている。

NAFLD：nonalcoholic fatty liver disease
NASH：nonalcoholic steatohepatitis
NAFL：non-alcoholic fatty liver

10-7　冠動脈疾患の既往

・冠動脈疾患既往者の動脈硬化性疾患発症リスクは高いので、LDL-C 100 mg/dL 未満を目標に管理する。

・急性冠症候群、家族性高コレステロール血症、糖尿病、アテローム血栓性脳梗塞を合併する場合には、冠動脈疾患の既往を有する患者の中でも、さらに動脈硬化性疾患（心血管イベント）の発症リスクが高いため（表10-6）、LDL-C 70 mg/dL 未満を目標とした厳格な管理を考慮する。

表10-6　冠動脈疾患の既往を有する患者において特に厳格な管理が必要な病態

急性冠症候群
家族性高コレステロール血症
糖尿病
アテローム血栓性脳梗塞（明らかなアテロームを伴うその他の脳梗塞を含む）の合併

10-8　脳血管障害の既往

・脳血管障害は脳梗塞、脳出血、くも膜下出血の 3 つの病型に分類される。

・脳梗塞は心原性脳塞栓症と非心原性脳梗塞（アテローム血栓性脳梗塞、ラクナ梗塞を含む）に分類されるが、高リスク病態として脂質管理が求められるのはアテローム硬化を合併する脳梗塞（アテローム血栓性脳梗塞を含む）である。

・脂質異常症を有し、アテローム硬化を合併する脳梗塞では LDL-C を 100 mg/dL 未満に管理する。

・アテローム血栓性脳梗塞は脳卒中の中で最も脂質異常の関与が強く、積極的な脂質管理が望ましい。

・脳卒中既往患者にスタチンに EPA を併用するとスタチン単独群に比べて脳卒中再発が約20％低

下することが示唆されているので、非心原性脳梗塞症例でスタチン使用例では EPA の併用が勧められる。
・出血性脳卒中には低コレステロール血症が発症リスクを高めることが疫学的に報告されており、再発予防に関しては血圧管理が中心となり脂質管理は一次予防に準ずる。

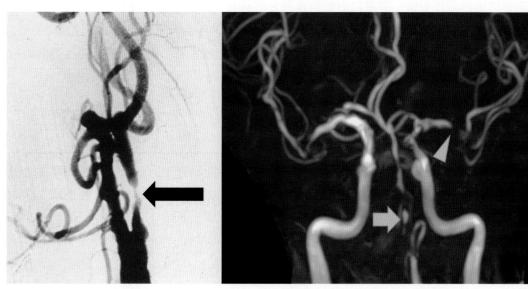

内頸動脈分岐部：矢印　　　　　　　脳底動脈：矢印　中大脳動脈：矢頭

北川一夫氏 提供

図10-1　アテローム血栓性脳梗塞の代表的な責任血管

10-9　その他の動脈疾患

10-9.1　末梢動脈疾患（PAD：Peripheral Artery Disease）

・PAD は冠動脈および大動脈以外の末梢動脈硬化性疾患を総括した言葉であり、下肢動脈の粥状硬化による狭窄・閉塞病変に基づく疾患の場合は LASO（Lower extremities ArterioSclerosis Obliterans）と呼ばれる。
・PAD（LASO）は下肢冷感、間歇性跛行、潰瘍、壊死などの症状が認められる。
・PAD（LASO）の診断は下肢の動脈の狭窄や閉塞を、血管造影や DSA（Digital subtraction angiography）、MRA（MR angiography）、MD-CT、超音波検査などの画像検査で確認する。スクリーニングのためには、足関節上腕血圧比（ABI：Ankle Brachial Index）の0.9以下という基準値は簡便で有用である。
・一般住民を対象にした久山町研究や CIRCS（Circulatory Risk in Communities Study）研究において ABI0.9 以下の人、また REACH（Reduction of Atherothrombosis for Continued Health）Registry や Shigematsu らの前向き観察研究では PAD 合併患者は、高率に冠動脈疾患や脳血管障害を起こしやすいこと、また心血管死も多いことが明らかにされた。
・PAD は、高リスク病態であり LDL-C の管理目標値は 120 mg/dL 未満である。
・有症状の PAD 患者に対しては血行再建術（バイパス術、血管内治療など）を考慮する。また、抗血小板薬などの内科治療も有用である。

10-9.2　腹部大動脈瘤（AAA：Abdominal Aortic Aneurysm）

・AAA は腹部大動脈の粥状動脈硬化を伴っているため、成因も含め AAA と動脈硬化性疾患の関連性が強く疑われている。
・AAA 患者の横断調査では、高率に冠動脈疾患を併発していることが報告されている。しかし、AAA が動脈硬化性疾患の危険因子であることを示す前向き疫学研究は今後の課題である。
・一方で、AAA と動脈硬化性疾患のリスク因子の相違も指摘され、両者の病態の相違も明らかになりつつある。

10-9.3　腎動脈狭窄

・腎動脈狭窄のほとんどが動脈硬化を成因としており、横断研究で冠動脈疾患を高率に合併するとの報告もある。しかし、腎動脈狭窄が動脈硬化性疾患の危険因子であることを示す前向き疫学研究はない。

11 その他の危険因子など

ポイント

動脈硬化性疾患予防において、下記の他の危険因子も考慮することが望ましい。

11-1 脂質関連因子・マーカー

1) Lp（a）
- ・Lp（a）は血栓形成促進作用などを有し、動脈硬化を促進する。
- ・Lp（a）値が高値であると冠動脈疾患のリスクが高くなる。
- ・Lp（a）値は遺伝的に決定される値であるが、FH、腎障害、エストロゲン低下でも上昇し、外科的侵襲や炎症などにより一過性に上昇することがある。
- ・高Lp（a）血症がFHの心血管病リスクをさらに高める。
- ・Lp（a）値　30 mg/dL または 50 mg/dL 以上は高値とされる。Lp（a）の高値はASCVDのリスク増強因子である。

2) MDA-LDL（マロンジアルデヒド修飾LDL）
- ・MDA-LDLは、冠動脈疾患既往歴のある糖尿病患者では、冠動脈疾患発症に関する予後予測や糖尿病患者のPCI治療後の再狭窄に関する予後予測にも有用である。

3) レムナントリポ蛋白
- ・食後高脂血症と関連するレムナントの上昇は、高TG血症や低HDL-C血症と関連し、またsmall dense LDLの上昇とも関連する。
- ・家族性複合型高脂血症、家族性III型高脂血症、2型糖尿病、メタボリックシンドローム、CKDなどで増加する。
- ・高レムナントリポ蛋白血症は、スタチンでLDL-Cが 70 mg/dL までコントロールされた冠動脈疾患患者のASCVDに対する残余リスクとなる。
- ・レムナントの測定系はRLP-CとRemL-Cの二つがあり、RLP-Cはカイロミクロンレムナントを比較的よく反映し、RemL-CはIDL（VLDLレムナント）をよく反映する。

4) 食後高脂血症
- ・非空腹時TGが 167 mg/dL 以上あるいは 210 mg/dL 以上で冠動脈疾患リスクが高くなる。
- ・空腹時TGは 150 mg/dL 以上、随時TGは 175 mg/dL 以上を高TG血症と診断する。
- ・食後高脂血症ではレムンナントリポ蛋白やsmall dense LDLの増加がみられる。

5）small dense LDL コレステロール
・粒子サイズが 25.5 nm 以下の LDL が small dense LDL である。
・ポリアクリルアミドディスクゲル電気泳動法によるリポ蛋白精密分析で、LDL の MI 値
（migration index：相対移動度）が0.40以上の場合には small dense LDL の存在を考慮
する。
・small dense LDL の増加はアポリポ蛋白 B の上昇と関連する。
・レムナントの低下により small dense LDL の低下も認める。
・2 型糖尿病やメタボリックシンドローム、インスリン抵抗性状態などで増加する。
・small dense LDL は冠動脈疾患のリスクマーカーとして、2017年 8 月に米国食品医薬品局
（FDA）に承認された。また2021年10月に体外診断用医薬品として承認されたが、保険承
認については今後の予定である。

6）アポリポ蛋白 B（アポ B）
・アポリポ蛋白 B 値は LDL、VLDL レムナントなどの動脈硬化惹起性リポ蛋白粒子数を反映
する。
・LDL-C、non-HDL-C にアポリポ蛋白 B を加えることにより冠動脈疾患リスクの予測能を向
上させる。
・アポリポ蛋白 B は LDL-C が治療目標を達成した際の残余リスクの評価にも有用である。

7）脂質やアポリポ蛋白の比
・TC/HDL-C 比、non-HDL-C/HDL-C 比、TG/HDL-C 比、LDL-C/HDL-C 比、アポリポ蛋白
B/A1比は動脈硬化性疾患のマーカーとして使われることがある。
・これらの比の値が大きいほど動脈硬化性疾患が多い。
・日本の研究でも TC/HDL-C 比は動脈硬化疾患の予測因子であったことが報告されている
が、脂質やアポリポ蛋白の比に関しては欧米の成績が中心である。
・管理目標は各脂質の絶対値で行う。

註：保険診療上の留意点
Lp（a）、MDA-LDL、レムナントリポ蛋白、アポリポ蛋白 B の測定、IDL や VLDL が測定
できるリポ蛋白分画（HPLC 法）が保険適用となっているが、その検査を行う頻度や保険適
用病名の確認に留意する。

11-2　脂質以外の因子・マーカー

1）炎症マーカー

・CRP などの炎症マーカーは、動脈硬化と関連する。

・CRP は動脈硬化の真の危険因子ではなく動脈硬化のバイオマーカーに過ぎないとの報告もあり、一定の結論に至っていない。

2）血液凝固・線溶因子

フィブリノーゲンと PAI-1の高値は動脈硬化性疾患のマーカーとなる。

3）ホモシステイン

・ホモシステイン値上昇は動脈硬化性疾患の予測因子である。

・葉酸やビタミン B6、B12を用いてホモシステインを低下させる臨床試験が行われているが、動脈硬化性疾患の予防効果について一定の結果は得られていない。

4）その他

CRP を含め、これら脂質以外の因子・マーカーの、動脈硬化予防における閾値や管理目標値は設定されていない。

11
その他の危険因子など

12 家族性高コレステロール血症 (FH)

ポイント

● 家族性高コレステロール血症（FH：Familial Hypercholesterolemia）は、最も頻度の高い常染色体遺伝性疾患であり、早発性冠動脈疾患の発症リスクが極めて高い。

● 早期診断と適切な治療による動脈硬化の発症・進展の予防が極めて重要である。

● 診断には LDL-C 値に加え、定量的評価を含む腱黄色腫の診察が重要であり、さらに家族歴聴取を忘れてはならない。

● 治療はストロングスタチンを中心にエゼチミブなどの併用療法も考慮し、成人（15歳以上）では LDL-C 管理目標値を、一次予防では 100 mg/dL 未満、二次予防では 70 mg/dL 未満を目標とする。

12-1　病態と成因

・FH は LDL の代謝遅延をもたらす遺伝子異常により、出生時から持続する高 LDL-C 血症を呈する。

・FH は極めて動脈硬化性疾患リスクの高い疾患であり、早期の的確な診断と厳格な治療が必須である。

・FH は主として常染色体顕性遺伝（優性遺伝）性疾患であり、1 人の診断は家族の多くのヘテロ接合体の診断につながる。

・FH ヘテロ接合体は一般人口の300人に 1 人程度、極めて重症の FH ホモ接合体は36〜100万人に 1 人の頻度で認められる。

12-2　診　断

・FH の診断は、成人（15歳以上）では表12-1、小児（15歳未満）では表12-2に従う。診断のためのフローチャート（図12-1、図12-2）もあわせて示す。

・小児 FH ヘテロ接合体はアキレス腱肥厚などの身体症状に乏しいため、主に高 LDL-C 血症と家族歴をもとに診断される。

・FH ホモ接合体は血清 TC 600 mg/dL 以上、小児期からみられる黄色腫（図12-3）と動脈硬化性疾患、両親が FH ヘテロ接合体であることから臨床診断が可能である。しかし FH ヘテロ接合体の重症例と区別が困難な場合もあり、確定診断には遺伝学的検査が必要である。

・遺伝学的検査は、2022年 4 月より保険適応となっており、病原性遺伝子変異がある場合は FH と診断する。

表12-1　成人（15歳以上）FH の診断基準

1．高 LDL-C 血症（未治療時の LDL-C 値 180 mg/dL 以上）

2．腱黄色腫（手背、肘、膝等またはアキレス腱肥厚）あるいは皮膚結節性黄色腫

3．FH あるいは早発性冠動脈疾患の家族歴（第一度近親者）

- 他の原発性・続発性脂質異常症を除外した上で診断する。
- すでに薬物治療中の場合、治療のきっかけとなった脂質値を参考にする。
- アキレス腱肥厚は X 線撮影により男性 8.0 mm 以上、女性 7.5 mm 以上、あるいは超音波により男性 6.0 mm 以上、女性 5.5 mm 以上にて診断する。
- 皮膚結節性黄色腫に眼瞼黄色腫は含まない。
- 早発性冠動脈疾患は男性55歳未満、女性65歳未満で発症した冠動脈疾患と定義する。
- 2 項目以上を満たす場合に FH と診断する。
- 2 項目以上を満たさない場合でも、LDL-C が 250 mg/dL 以上の場合、あるいは 2 または 3 を満たし LDL-C が 160 mg/dL 以上の場合は FH を強く疑う。
- FH 病原性遺伝子変異がある場合は FH と診断する。
- FH ホモ接合体が疑われる場合は遺伝学的検査による診断が望ましい。診断が難しい FH ヘテロ接合体疑いも遺伝学的検査が有用である。
- この診断基準は FH ホモ接合体にも当てはまる。
- FH と診断した場合、家族についても調べることが強く推奨される。

日本動脈硬化学会（編）：成人家族性高コレステロール血症診療ガイドライン2022より引用

12

家族性高コレステロール血症（FH）

表12-2　小児 FH の診断基準

1．高 LDL-C 血症（未治療時の LDL-C 値 140 mg/dL 以上、複数回確認）

2．FH の家族歴（親または同胞）

3．親の LDL-C が 180 mg/dL 以上または早発性冠動脈疾患の家族歴（祖父母または親）

他の原発性・続発性高 LDL-C 血症を除外し、
　項目 1 と 2 で、FH と診断する。
　項目 1 と 3 で、FH 疑いと診断する。本人の LDL-C 180 mg/dL 以上の場合は FH と診断する。
　項目 1 のみでも、250 mg/dL 以上は FH、180 mg/dL 以上は FH 疑いと診断する。

- LDL-C が 250 mg/dL 以上の場合や黄色腫が認められる場合、ホモ接合体を鑑別する。
- 本人に FH の病原性遺伝子変異がある場合は FH と診断する。親または同胞に FH 病原性遺伝子変異が判明すれば FH の家族歴（項目 2 ）に加える。
- 早発性冠動脈疾患は、男性55歳未満、女性65歳未満で発症した冠動脈疾患と定義する。
- FH 疑い例は更なる精査や脂質低下療法が必要である。

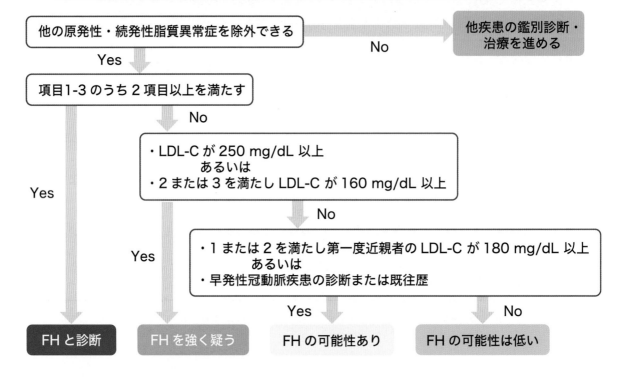

1. 高LDL-C血症（未治療時の LDL-C 値 180 mg/dL 以上）
2. 腱黄色腫（手背、肘、膝等またはアキレス腱肥厚）あるいは皮膚結節性黄色腫
3. FH あるいは早発性冠動脈疾患の家族歴（第一度近親者）

他の原発性・続発性脂質異常症を除外できる　　　　No　→　他疾患の鑑別診断・治療を進める

Yes

項目1-3 のうち 2 項目以上を満たす

No

・LDL-C が 250 mg/dL 以上
　あるいは
・2 または 3 を満たし LDL-C が 160 mg/dL 以上

No

・1 または 2 を満たし第一度近親者の LDL-C が 180 mg/dL 以上
　あるいは
・早発性冠動脈疾患の診断または既往歴

Yes　　Yes　　Yes　　No

FH と診断　　FH を強く疑う　　FH の可能性あり　　FH の可能性は低い

- FH と診断した場合は治療のフローチャートへ。
- FH が強く疑われる場合は FH に準じた治療が強く推奨される。
- FH の可能性がある場合は生活指導のもと経過観察を行い、ハイリスクの症例においては積極的な薬物療法を考慮する。

図12-1　成人（15歳以上）FH 診断のフローチャート

日本動脈硬化学会（編）：成人家族性高コレステロール血症診療ガイドライン2022より引用

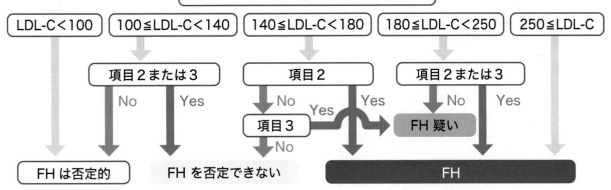

1. LDL-C≧140 mg/dL
2. FH の家族歴（親または同胞）
3. 親の LDL-C≧180 mg/dL または早発性冠動脈疾患の家族歴（祖父母または親）

他の原発性・続発性脂質異常症を除外

| LDL-C<100 | 100≦LDL-C<140 | 140≦LDL-C<180 | 180≦LDL-C<250 | 250≦LDL-C |

項目2または3　No/Yes　項目2　No/Yes　項目3　No　FH 疑い　項目2または3　No/Yes

FH は否定的　　FH を否定できない　　FH

・診断が難しい場合、専門医と相談する（遺伝学的検査を考慮）
・経過中、LDL-C 値や家族歴により、随時診断を見直す
・病原性遺伝子変異が認められれば FH と診断
・ヘテロ接合体とホモ接合体を鑑別する

	本人の LDL-C（mg/dL）				
	<100	100-139	140-179	180-249	≧250
FH の家族歴あり	否定的	否定できない	FH	FH	FH
親の LDL-C≧180 mg/dL または 早発性冠動脈疾患の家族歴あり	否定的	否定できない	FH 疑い	FH	FH
家族歴なし	否定的	否定的	否定できない	FH 疑い	FH

図12-2　小児 FH 診断のフローチャート

日本小児科学会 日本動脈硬化学会（編）：小児家族性高コレステロール血症診療ガイドライン2022より引用

12　家族性高コレステロール血症（FH）

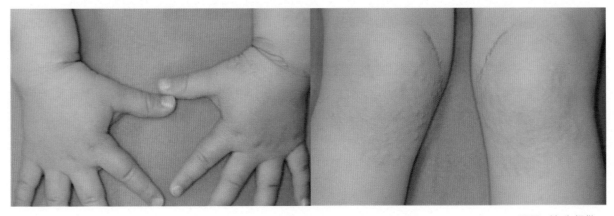

野原　淳氏 提供

図12-3　3歳男児ホモ FH 皮膚黄色腫

111

12-3　治　療

- FH の治療は、LDL-C の厳格な管理による早発性冠動脈疾患などの動脈硬化性疾患の発症予防を目的としており、早期診断と厳格な治療を基本とする。

- FH は動脈硬化性疾患のリスクが高く、運動を契機に顕在化する可能性が高いため、運動療法指導前に動脈硬化性疾患のスクリーニングが必須である。

- 成人 FH ヘテロ接合体では生活習慣の改善のみでは LDL-C の治療目標値への低下は極めて困難であり、強力な薬物療法が必要である。

- 成人 FH ヘテロ接合体の LDL-C の管理目標値は一次予防では 100 mg/dL 未満、二次予防においては 70 mg/dL 未満とする。FH を強く疑う例も、これに準じた治療を行う。

- 成人 FH ヘテロ接合体の薬物療法は、スタチンが第一選択薬となるが、目標値に達しない場合、スタチンの最大耐用量までの増量、エゼチミブ、PCSK9 阻害薬、陰イオン交換樹脂（レジン）、プロブコールなどの併用を必要とすることが多い（図12-4）。

- 成人 FH ホモ接合体における LDL-C 管理目標値は一次予防で 100 mg/dL 未満、二次予防で 70 mg/dL 未満である（図12-5）。診断後、迅速な LDL-C 値の低下を図ることが重要であり、効果不十分な薬物療法にていたずらに年月を浪費することがないよう留意する。PCSK9 阻害薬が有効でなければ LDL 受容体機能は極めて低いと判断され、MTP 阻害薬、可及的速やかな LDL アフェレシス導入を考慮する（85ページ「9-5　LDL アフェレシス」参照）。

- 小児 FH ヘテロ接合体（15歳未満）では、十分な生活習慣の指導後も LDL-C 180 mg/dL 以上が続く場合に、男女にかかわらず10歳を目安として薬物療法を考慮する（図12-6）。FH 疑い例も、これに準じた治療を考慮する。

- 小児 FH ヘテロ接合体においても薬物治療の第一選択薬はスタチンである。最少用量より開始し、肝機能、CK、血清脂質値、筋肉痛等の症状、その他の副作用の出現に留意するとともに成長および二次性徴についてもモニターする。

- 小児 FH ヘテロ接合体の LDL-C 管理目標値は 140 mg/dL 未満とする。

- 小児 FH ホモ接合体と診断されれば、診療経験を有する専門医と相談し、早期にスタチンの効果を見極め、LDL-C 値の低下が十分でなければ、PCSK9 阻害薬さらに LDL アフェレシス治療を開始する（図12-7）。

- FH 患者は動脈硬化病変の発症進展が早く、定期的に専門医を受診し、冠動脈疾患および他の動脈硬化性疾患の早期診断・早期治療に努めることが望ましい。また、ankle-brachial index：ABI、頸動脈エコー、心エコー、腹部エコーなどにより、大腿動脈、頸動脈の動脈硬化、大動脈弁・弁上狭窄症および胸・腹部大動脈瘤の評価を行うことが推奨される。

- 小児 FH（ヘテロ接合体含む）は小児慢性特定疾病の対象疾病、FH ホモ接合体は「難病の患者に対する医療等に関する法律」に基づく指定難病であり医療費の公的助成が受けられる。

- FH ホモ接合体の診断には原則として遺伝学的検査の実施が勧められるが、遺伝子変異が検出できない症例も存在するため、臨床診断での指定難病申請は可能である。

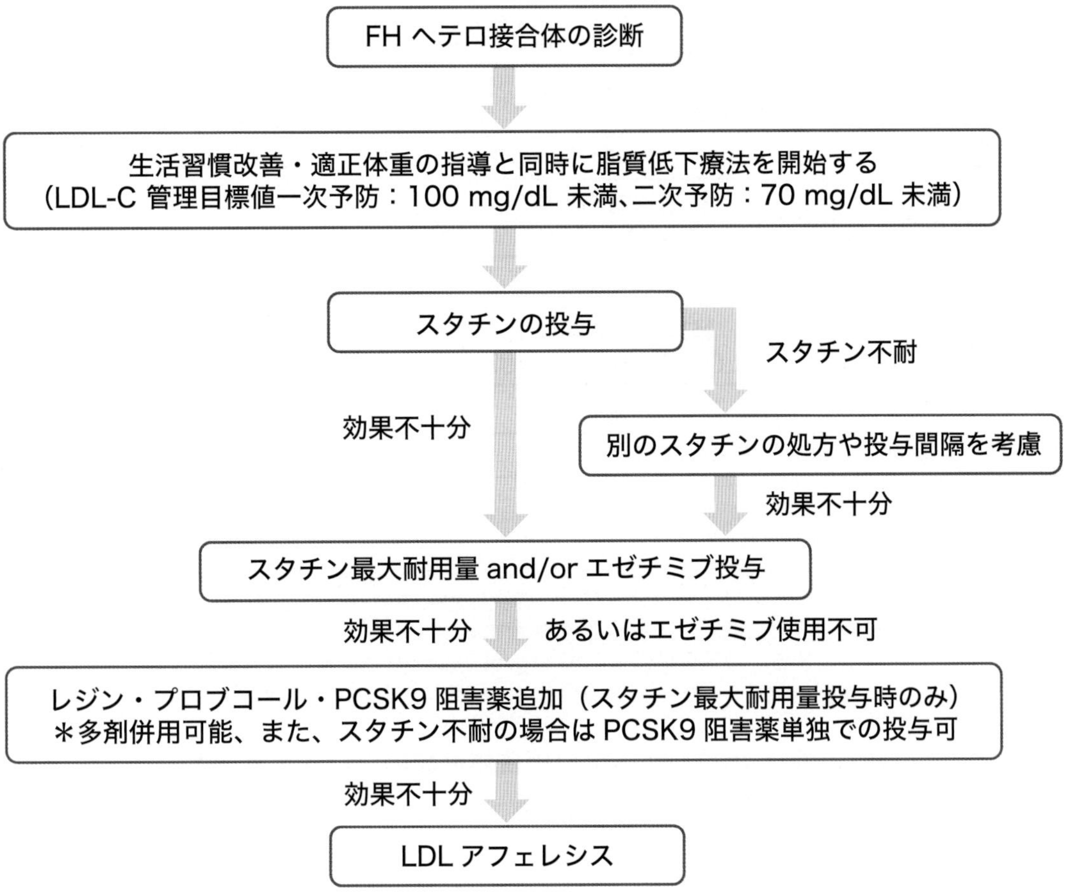

FH ヘテロ接合体の診断

生活習慣改善・適正体重の指導と同時に脂質低下療法を開始する
（LDL-C 管理目標値一次予防：100 mg/dL 未満、二次予防：70 mg/dL 未満）

スタチンの投与

スタチン不耐

効果不十分

別のスタチンの処方や投与間隔を考慮

効果不十分

スタチン最大耐用量 and/or エゼチミブ投与

効果不十分　　あるいはエゼチミブ使用不可

レジン・プロブコール・PCSK9 阻害薬追加（スタチン最大耐用量投与時のみ）
＊多剤併用可能、また、スタチン不耐の場合は PCSK9 阻害薬単独での投与可

効果不十分

LDL アフェレシス

図12-4　成人（15歳以上）FH ヘテロ接合体治療のフローチャート

日本動脈硬化学会（編）：成人家族性高コレステロール血症診療ガイドライン2022より引用

FH ホモ接合体の診断
（必ず専門医に相談すること）

生活習慣改善・適正体重の指導と同時に脂質低下療法を開始する
（LDL-C 管理目標値一次予防：100 mg/dL 未満、二次予防：70 mg/dL 未満）

第一選択薬：スタチンを速やかに最大耐用量まで増量

効果不十分

エゼチミブ・PCSK9 阻害薬・MTP 阻害薬・レジン・プロブコール追加
（多剤併用可能）
and/or
可及的速やかな LDL アフェレシスの導入

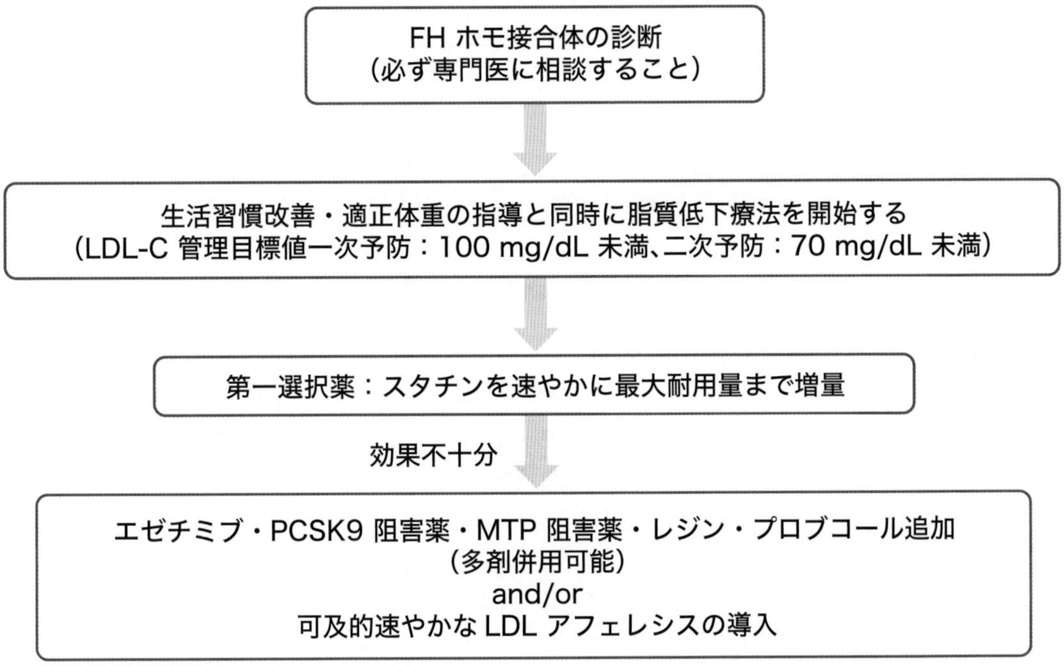

図12-5　成人（15歳以上）FH ホモ接合体治療のフローチャート

日本動脈硬化学会（編）：成人家族性高コレステロール血症診療ガイドライン2022より引用

12　家族性高コレステロール血症（FH）

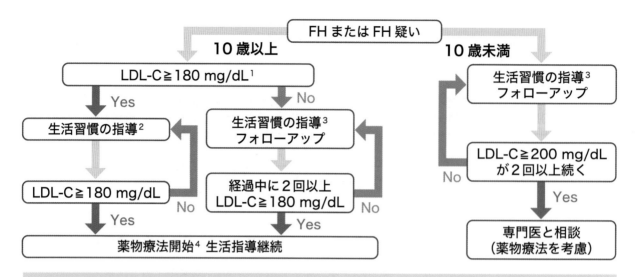

1. 複数回確認する。
2. 明らかに高値の例では 1 か月程度の指導後に LDL-C 値を再評価し、薬物療法に移行する。180 mg/dL を少し超えた程度の例は定期的にフォローアップし、確実に超えていることを確認し、薬物療法に移行する。
3. 生活習慣の指導を継続し、年に数回、LDL-C 値を評価する。
4. 第一選択薬はスタチンとする。管理目標値は 140 mg/dL 未満とする。早発性冠動脈疾患の家族歴、糖尿病、高血圧、高 Lp（a）血症、肥満を合併している場合は、確実に 140 mg/dL 未満にする。

図12-6　小児 FH ヘテロ接合体治療のフローチャート

日本小児科学会　日本動脈硬化学会（編）：小児家族性高コレステロール血症診療ガイドライン2022より引用

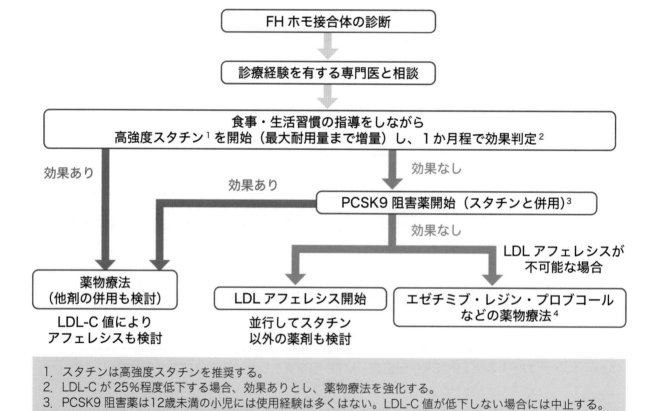

1. スタチンは高強度スタチンを推奨する。
2. LDL-C が 25％程度低下する場合、効果ありとし、薬物療法を強化する。
3. PCSK9 阻害薬は12歳未満の小児には使用経験は多くはない。LDL-C 値が低下しない場合には中止する。
4. MTP 阻害薬は小児では有効性と安全性は確認されていない。

図12-7　小児 FH ホモ接合体治療のフローチャート

日本小児科学会　日本動脈硬化学会（編）：小児家族性高コレステロール血症診療ガイドライン2022より引用

解説　アキレス腱X線撮影方法

撮影前の準備

被験者の足関節部にズボンや靴下などの障害陰影となるものがない条件で撮影する。

撮影体位

座位または側臥位で受光面に下腿部と足関節外果側を付け、下腿と足底が90度となるように位置付けを行う。足関節の伸展、屈曲、内施、外施は、アキレス腱厚測定値に影響を及ぼすため、撮影補助具などを使用して精度向上に努める。ポイントを以下にまとめる。

・検側の足部外果を受光部につけるように、臥位にてポジショニング
・下腿骨と足底が垂直になるようにポジショニング
・アキレス腱（下腿）と受光部ができる限り平行になるようにポジショニング
・足部中心と受光部ができる限り平行になるようにポジショニング

～アキレス腱撮影の課題～

足を基準にして撮影する。ただし、撮影時のアキレス腱の角度・位置によっては図12-8左画像のようにアキレス腱の辺縁が不明瞭となることがある。この場合は、アキレス腱の位置にあわせた再撮影にて、より鮮明なアキレス腱画像を得るようにする。

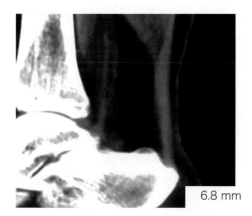
6.8 mm
足を基準に作成した撮影画像

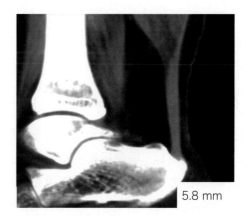
5.8 mm
アキレス腱を基準に作成した撮影画像

図12-8

撮影条件

デジタルシステムを使用時は 50 kV、5.0 mAs（例えば、100 mA×0.05秒、50 mA×0.1秒）。mAs 値に関しては必要に応じて増減する。

撮影距離（X 線管焦点あから X 線受光面距離）

X 線画像上での拡大率の影響を排除することを考慮し 120 cm とする。可能であれば、拡大率を補正するために、撮影時にアキレス腱と同じ高さに鉛スケールなど（サイズが既知のX 線非透過性のもの）を置き撮影を行う。

12
家族性高コレステロール血症（FH）

X線中心線

受光面に対して垂直に脛骨内果の後縁に入射する。

画像処理条件

デジタルX線画像システムによる評価の場合、アキレス腱、脂肪組織、皮膚が明瞭に描出可能な処理条件を推奨する。

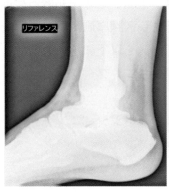 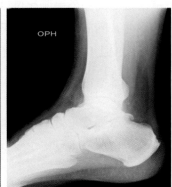 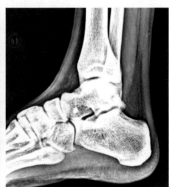

脂肪：190.8
アキレス腱：176.3
皮膚：161.9

脂肪：55.2
アキレス腱：97.4
皮膚：95.3

脂肪：64.7
アキレス腱：128.6
皮膚：68.4

図12-9

アキレス腱画像には大まかに3種類が用いられるが、図12-9の一番右の画像が、脂肪とアキレス腱、アキレス腱と皮膚の数値差が大きくなっており、アキレス腱厚を測定する上で最も適した画像である。

アキレス腱肥厚測定

現在は、画像参照端末の計測ツールを使用したアキレス腱計測が一般的となっている。計測はツールを使用し、画像観察者がアキレス腱最大肥厚部を測定する。フイルムを使用した場合は、等倍出力を行いノギスや定規を使用して肥厚測定を行う。なお、計測精度自体の向上を目的とした自動計測ソフトは商品化されており、現在その精度の検証が行われている。

解説　FH スクリーニングに用いる超音波によるアキレス腱厚の測定法

（保険未収載　2023年7月現在）
日本動脈硬化学会・日本超音波医学会：「成人家族性高コレステロール血症スクリーニングに用いる超音波法によるアキレス腱厚測定の標準的評価法」2018より抜粋して作成

被検者の体位

　ベッド上で①膝立ち位、②座位、③腹臥位で行う。

①膝立ち・下垂位：ベッド上で「膝立ち位」（推奨）（キャスター無し背もたれ椅子で膝立ち位も可：転倒注意）で、ベッドや椅子の端から足首を出して、足首を約90度屈曲させて下垂させる（図12-10a）。

②座位：椅子やベッドに座り、足台上で観察する（推奨、図12-10b）。

③腹臥位：ベッド上で腹臥位にて実施。（iを推奨）

　　i）下垂位（推奨）：ベッド上で腹臥位にて、ベッドの端から足首を出して、足首を約90度屈曲させて下垂させる（図12-10a）。

　　ii）中間位：足首を地面と垂直にし、足首を約90度屈曲させる（図12-10c、d）。

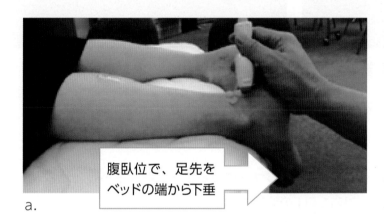

腹臥位で、足先をベッドの端から下垂

a.

b.

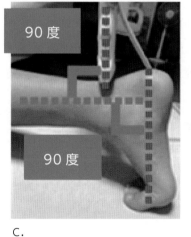

90度

90度

c.

90度

d.

a. 下垂位短軸スキャン
b. 座位・短軸スキャン
c. 腹臥位・中間位短軸スキャン
d. 腹臥位・中間位短軸スキャン

図12-10　体位とプローブ

12

家族性高コレステロール血症（FH）

アキレス腱厚の測定

　短軸像、長軸像とも、「アキレス腱厚（Achilles tendon thickness；ATT）の厚さ方向」を、エコーゼリーを十分に用いて測定する。ゲルパット使用可。

　ATTが一番厚い位置で測定する。探触子（プローブ）を足の中心線と直交するように置き、皮膚と探触子（プローブ）との角度を約90度にして計測する（図12-10）。

　短軸像での前後方向ではなく、最大厚方向での腱厚を計測する（図12-11）。

　長軸像の計測も同様に、「捻れ方向」を考慮して最大肥厚部を描出した像で、腱厚を計測する（図12-12　白↔部分）。

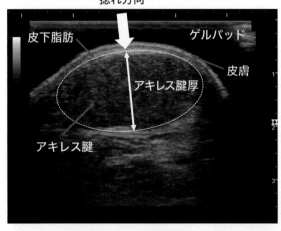
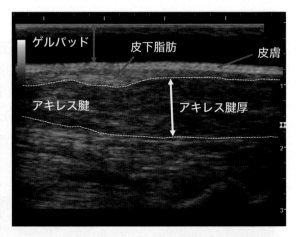

図12-11　短軸断面像
捻れ方向（白太矢印）を意識して観察
白両矢印（↔）がアキレス腱厚

図12-12　長軸断面像
短軸像の白矢印部位から、捻れ方向での長軸断面像
白両矢印（↔）がアキレス腱厚

アキレス腱肥厚の診断基準値

　男性 6.0 mm 以上、女性 5.5 mm 以上でアキレス腱肥厚を疑う。腱肥厚が疑われる場合、家族歴や LDL-C 値を再度確認し、的確に FH の診断をするように留意する。

　考慮すべき事項：アキレス腱断裂やアキレス腱部痛、関節リウマチなどの既往、スポーツ歴など。その他、脳腱黄色腫症、シトステロール血症などで、腱肥厚が報告されている。

　健常者は 4〜5 mm 程度で、FH では 4〜20 mm 程度になることが多い。

　FH におけるアキレス腱肥厚（腱黄色種）出現率は、従来 FH の6-7割程度とされていたが、動脈硬化性疾患予防ガイドライン 2022年版における X 線撮影による肥厚基準値の引き下げ、および超音波法による測定により、アキレス腱肥厚の検出感度が向上すると期待されている。

その他の原発性脂質異常症

ポイント

- 家族性高コレステロール血症（FH）以外にも原発性脂質異常症が存在する。

- 家族性複合型高脂血症（FCHL）はⅡa、Ⅱb、Ⅳ型の表現型を呈する遺伝性高脂血症で、冠動脈疾患を合併しやすいが、食事療法に対する反応性が良い。

- 家族性Ⅲ型高脂血症ではアポリポ蛋白（アポ蛋白）Eの異常によりレムナントが蓄積し、冠動脈疾患や末梢動脈疾患を合併しやすいが、食事療法に対する反応性が良い。

- シトステロール血症は、植物ステロールの一種であるシトステロールやコレステロールが血中または組織に蓄積し、皮膚・腱黄色腫や早発性冠動脈疾患を呈する疾患であり、エゼチミブが第一選択薬である。

- 脳腱黄色腫症は、*CYP27*遺伝子異常により血中または組織にコレスタノールが蓄積するが、非神経型で、皮膚・腱黄色腫、若年性白内障、早発性心血管疾患といった臨床症状を呈する。

- 原発性低HDL-C血症であるタンジール病、レシチンコレステロールアシルトランスフェラーゼ欠損症、アポリポ蛋白A-Ⅰ欠損症では、低HDL-C血症に伴い、早発性冠動脈疾患、眼科疾患、腎障害などのリスクがある。

- 原発性高カイロミクロン血症は著しい高TG血症に伴い急性膵炎を発症する危険性が高く、厳格な脂肪制限が必要である。

- CETP欠損症では高HDL-C血症になるが、かならずしも動脈硬化抑制的ではない。

原発性脂質異常症、および指定難病の一覧については、表7-2、7-3参照。
以下にFH以外の原発性脂質異常症の概要を記載する。ただし、指定難病は頻度が非常に少ないため、続発性脂質異常症を除外した後に考慮する。

13-1　家族性複合型高脂血症（FCHL）

1）病態と成因

- ・FCHLは心筋梗塞を合併しやすい原発性高脂血症として提唱された。Ⅱb型高脂血症を表現型の基本とするが、食事などの影響でⅡa型やⅣ型も呈する。家族の表現型も同様にⅡa、Ⅱb、Ⅳ型に変動し得る。

- ・常染色体顕性（優性）遺伝の単一遺伝子疾患と考えられていたが、現在は多因子性基盤が推測されている。何らかの遺伝的要因に過栄養・肥満・身体活動不足などの要因が加わり発症すると考えられる。

- ・頻度は一般人口約１％と極めて高い。わが国の小児一般人口の0.4％に認めたとする報告がある。

・FH よりも血清 LDL-C 上昇は軽度で、黄色腫などの身体所見はない。FH ほどではないが冠動脈疾患の頻度が高い。

・高 LDL-C、高 TG 血症は軽度～中等度にとどまる。アポリポ蛋白 B の増加、LDL の小粒子化（small dense LDL の出現）を認める。原発性脂質異常症研究班の診断基準（**表13-1**）に従って診断する。アポリポ蛋白 B-100/LDL-C 比＞1.0、リポ蛋白ポリアクリルアミドディスク（PAG）電気泳動により small dense LDL を確認する。

2）診断

・診断基準は**表13-1**の通り。家系調査によるⅡa、Ⅱb、Ⅳ型の混在の証明が大切である。

・家族のリポ蛋白分析は困難な場合が多いため、代わりに、特徴的なリポ蛋白像（hyper-apoB100あるいは small dense LDL）（**表13-1**）を認めても診断できる。

表13-1　家族性複合型高脂血症の診断基準

項　目
①Ⅱb 型を基準とするが、Ⅱa、Ⅳ型の表現型もとり得る
②アポリポ蛋白 B/LDL-C＞1.0または small dense LDL（LDL 粒子径＜25.5 nm）の存在を証明する
③FH や、糖尿病などの続発性高脂血症を除く
④第 1 度近親者にⅡb、Ⅱa、Ⅳ型のいずれかの表現型の高脂血症が存在し、本人を含め少なくとも 1 名にⅡb 型またはⅡa 型が存在する

診　断
①～④のすべてを満たせば確診とするが、①～③のみでも日常診断における簡易診断基準として差し支えない

厚生労働省特定疾患原発性高脂血症調査研究班　平成12年度報告より

3）治療

・FH よりも食事療法や運動療法などの生活習慣の改善に対する反応性が良い。

・したがって、まず生活指導を実施し、奏効しない場合はスタチン、エゼチミブ、フィブラート系薬、選択的 PPAR α モジュレーターを処方する。

13-2　家族性Ⅲ型高脂血症

1）病態と成因

・肝臓へのレムナントリポ蛋白取り込みに関与するアポリポ蛋白 E（アポ E）の遺伝的な異常により、血中にレムナントが蓄積する脂質異常症であり、動脈硬化性疾患を発症しやすい。

・アポ E は E3 を野性型として E2、E4 などのアイソフォームがある。E2/E2（E2 のホモ接合体）はリポ蛋白受容体への結合親和性が極めて低く、血中にレムナントが蓄積する。E2

以外のまれなアポE変異、アポE欠損も高レムナント血症をきたしうる。E2/E2はわが国の一般人口あたり0.2%程度の頻度と推察されるが、家族性III型高脂血症と診断されている例は0.01〜0.02%である。

・血清TC、TGともに上昇するが、正常を少し超える程度からTC 500 mg/dL程度、TG 2,000 mg/dL程度に達することもある。しかし、E2/E2のみでは脂質異常症を示さないことが多く、他の病態（糖尿病、肥満、飲酒、妊娠、甲状腺機能低下症など）の合併や薬剤（エストロゲンや向精神薬）により顕在化する。

・本疾患で著明に増加するレムナントがマクロファージに取り込まれることから、手掌線状黄色腫（手指や指間、28ページ「⑥ 手掌線状黄色腫」参照）や皮膚結節性黄色腫が出現することがある。

・早発性動脈硬化性疾患（冠動脈疾患、頸動脈硬化症、腎動脈硬化症、PADなど）を発症しやすい。

2）診断

・診断基準は以下の通り（表13-2）。

・TC、TGとも高い症例にアガロース電気泳動を行い、broad βパターンを証明し、アポリポ蛋白E/TC比が0.05を超えることなどで日常診療でもスクリーニングできる。

・アポリポ蛋白Eフェノタイプ*を確認するのもよい。

・アポリポ蛋白E欠損の場合は血清アポE濃度の測定により確定診断できる。

（*保険未収載）

13
その他の原発性脂質異常症

表13-2　家族性III型高脂血症の診断基準

大項目
①血清コレステロール値、血清TG値がともに高値を示す
②血漿リポ蛋白の電気泳動でVLDLからLDLへの連続性のbroad βパターンを示す
③アポリポ蛋白の電気泳動で、アポリポ蛋白Eの異常（E2/E2、E欠損など）を証明する

小項目
①黄色腫（ことに手掌線状黄色腫）
②血清中のアポリポ蛋白E濃度の増加（アポリポ蛋白E/TC比が0.05以上）
③ VLDLコレステロール/血清TG比が0.25以上
④ LDL-Cの減少
⑤閉塞性動脈硬化症、虚血性心疾患などの動脈硬化性疾患を伴う

診　断
大項目の3個すべてそろえば確診 大項目のうち2個および小項目のうち1個以上有すれば疑診

厚生省特定疾患原発性高脂血症調査研究班　昭和62年度報告より

3）治療
- ・食事由来のカイロミクロンレムナントも蓄積するため脂肪制限などの食事療法は有効で、運動療法にもよく反応する。
- ・薬物療法ではフィブラート系薬または選択的 PPAR α モジュレーターが第一選択薬で、ニコチン酸誘導体、スタチンも有効である。
- ・糖尿病や肥満、甲状腺機能低下症などの合併例ではその治療が脂質改善にも有効である。
- ・早期の診断と治療により、比較的予後は良好である。冠動脈疾患、頸動脈硬化症、PAD などの発症予防のための定期検査を行う必要があり、脂質代謝の専門家受診が望ましい。

13-3　シトステロール血症

（指定難病260：https://www.nanbyou.or.jp/entry/4857）

- ・野菜や果物に含まれる植物ステロールの一種であるシトステロールやコレステロールの排泄低下により、血中または組織にシトステロールやコレステロールが蓄積し、黄色腫や早発性冠動脈疾患を来たす。
- ・ATP binding cassette transporter G5/8（*ABCG5/8*）の遺伝子変異を原因とする常染色体潜性（劣性）疾患である。
- ・血清シトステロール濃度 * が増加する（1 mg/dL 以上）。
- ・家族性高コレステロール血症と鑑別が重要であるが、両親に FH を認めない場合に本疾患を疑う。
- ・乳児期、特に母乳保育により著明な高 LDL-C 血症および皮膚黄色腫を呈し、母乳保育の終了に伴い LDL-C 値が低下し、黄色腫が自然消退する場合が多い。このような現象は本症を疑う契機となる。
- ・血清 LDL-C は、コレステロール制限などの食事療法に比較的よく反応し低下する。シトステロールの低下には、ステロール吸収を抑制するエゼチミブやコレスチミドが必要となる。
- ・シトステロールを多く含む食品である、玄米、種実類、キノコ類、豆類、ブロッコリー、種子由来の食用油（なたね油、ひまわり油、ごま油等）の摂取を避ける。食用油では、オリーブ油、紅花油が比較的シトステロールが少ない。

（* 保険未収載）

13-4　脳腱黄色腫症

（指定難病263：https://www.nanbyou.or.jp/entry/4619）

・ステロール27-ヒドロキシラーゼをコードする*CYP27A1*遺伝子の変異を原因とする常染色体潜性（劣性）遺伝性疾患である。

・原則的に通常の臨床検査における血清脂質には異常はなく、外注検査で測定可能な血清コレスタノール濃度＊が増加する（5 μg/mL以上）。

・神経組織や腱組織にコレステロール及びコレスタノール（コレステロールに類似した構造を示す物質）が蓄積する。

・知能低下・錐体路症状・小脳症状などの進行性神経障害、皮膚およびアキレス腱黄色腫、若年性白内障、早発性心血管疾患を認める。アキレス腱肥厚を認めるため、家族性高コレステロール血症、シトステロール血症との鑑別を要する。

・進行性の神経障害により若年時から著しくADLが低下する。早発性心血管疾患による心血管死が生命予後を規定する。

・治療薬としてケノデオキシコール酸＊が用いられ、血清コレスタノール濃度が低下する。

・ケノデオキシコール酸を投与しても神経障害は不可逆であるが、早期に診断することで神経学的合併症の予防が期待できる点は重要である。

（＊保険未収載）

13
その他の原発性脂質異常症

13-5 原発性低 HDL 血症

　HDL-C＜25 mg/dL の患者は、原発性低 HDL-C 血症の可能性がある。診断フローチャート（図13-1）に従って二次性低 HDL-C 血症が除外されたら、タンジール病、レシチンコレステロールアシルトランスフェラーゼ（LCAT）欠損症、アポリポ蛋白 A-I（アポ A-I）欠損症の可能性を考えて、アポ A-I、遊離コレステロール、LCAT 活性を測定して鑑別をすすめる。専門医（17章参照）への紹介が望ましい。

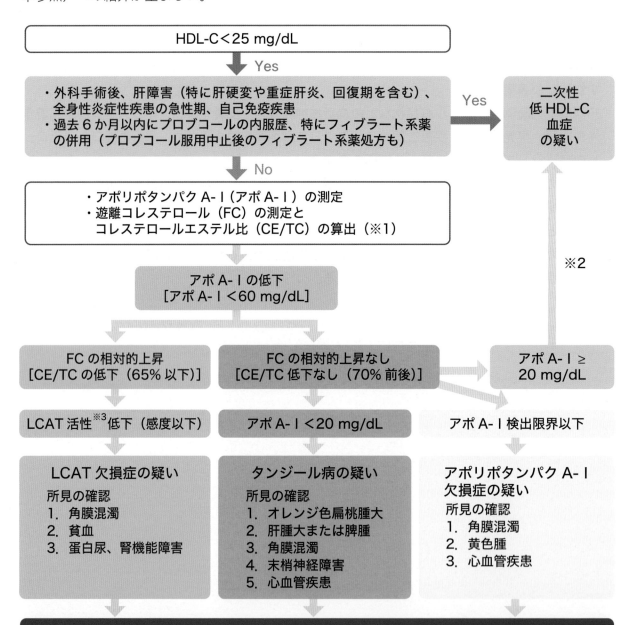

図13-1　原発性低 HDL-C 血症の診断フローチャート

※1 CE/TC＝（TC-FC）/TC×100（％）による計算値
※2 タンジール病やアポリポタンパク A-I 欠損症のヘテロ接合体の可能性あり
※3 LCAT 活性の測定はコマーシャルベースには行われていない。測定が必要な場合は、厚生労働省政策研究班「原発性脂質異常症に関する調査研究班」ホームページ（https://nanbyo-lipid.com/）の「お問い合わせ」の項で要相談

13-5.1　タンジール病

（指定難病261：https://www.nanbyou.or.jp/entry/4586）

- ・常染色体潜性（劣性）遺伝疾患で、ATP結合カセットトランスポーターA1遺伝子（*ABCA1*）の変異が原因である。
- ・血中脂質検査では著明な低HDL-C血症、アポA-Ⅰ濃度の低値を認める。
- ・オレンジ色の咽頭扁桃腫大（図13-2）、肝脾腫、角膜混濁、末梢神経障害、耐糖能異常、心血管の動脈硬化性病変を呈する。
- ・現在のところ治療方法はなく、生命予後を規定する冠動脈疾患予防にはHDL-C以外の危険因子の管理が重要となる。

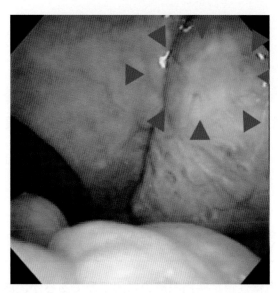

図13-2　50代男性タンジール病患者に観察されたオレンジ色の扁桃腺。矢印の先が咽頭扁桃

Muratsu J. et al., Accelerated atherogenicity in Tangier disease. J Atheroscler Thromb, 2018; 25: 1076-1085. より転載

13
その他の原発性脂質異常症

13-5.2　レシチンコレステロールアシルトランスフェラーゼ欠損症

（指定難病259：https://www.nanbyou.or.jp/entry/4547）

- ・常染色体潜性（劣性）遺伝疾患で、レシチンコレステロールアシルトランスフェラーゼ（LCAT）をコードする*LCAT*遺伝子の変異が原因である。
- ・LCAT欠損症は家族性LCAT欠損症（familial LCAT deficiency：FLD）と魚眼病（fish eye disease：FED）の2つの表現型に分けられ、どちらも角膜混濁（図13-3）と著明なHDL-C低下を認める。

- LCAT は遊離型コレステロールをエステル型に変換するため、FLD ではコレステロールエステル比（CE/TC）の低下は診断的な価値がある。
- FLD では蛋白尿や腎機能障害、溶血性貧血を認めることが多い。FED ではこれらの症状は少ないが、逆に早発性冠動脈疾患を3割弱に認める（FLD ではほとんど認めない）。
- 現時点では根本的な治療法がない。

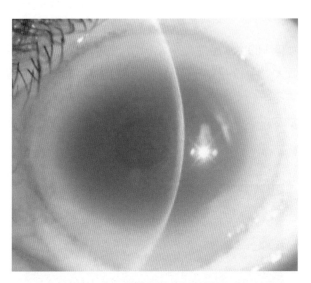

図13-3　36歳の日本人女性魚眼症患者の角膜混濁

Kanai M. et al., Clinical features and visual function in a patient with Fish-eye disease: Quantitative measurements and optical coherence tomography. Am J Ophthalmol Case Rep. 2018 Feb 24; 10: 137-141より転載

13-5.3　アポリポ蛋白A-Ⅰ（アポA-Ⅰ）欠損症

（小児慢性特定疾病医療の対象疾患であるが、成人では指定難病は未認定）

- 常染色体共優性遺伝形式と報告されている遺伝性疾患でアポリポ蛋白 A-Ⅰ遺伝子（*APOA1*）の変異を原因とする。
- アポ A-Ⅰとともにアポ C-Ⅲ、アポ A-Vを欠損する場合もある。
- 血中脂質検査では著明な低 HDL-C 血症を認め、アポ A-Ⅰ濃度はホモ接合体または複合ヘテロ接合体では測定感度以下になるほど低い。ヘテロ接合体でも低 HDL-C 血症を呈するがアポA-Ⅰは測定可能である。
- ホモ接合体または複合ヘテロ接合体では角膜混濁、黄色腫を認め、早発性冠動脈疾患を合併する。
- 現在のところ治療方法はなく、生命予後を規定する冠動脈疾患予防には HDL-C 以外の危険因子の管理が重要である。

13-6　原発性高カイロミクロン血症

（指定難病262：https://www.nanbyou.or.jp/entry/4884）

- 原発性高カイロミクロン血症は、飲酒や他疾患などの続発性以外の要因（遺伝子異常、自己抗体）により、血中にカイロミクロンが著しく蓄積する病態である。
- リポ蛋白リパーゼ遺伝子（*LPL*）やその関連蛋白遺伝子（*APOC2*、*GPIHBP1*、*LMF1*、*APOA5*）の異常・欠損（基本的に常染色体潜性遺伝（劣性遺伝））、あるいは LPL 経路関連蛋白（GPI-HBP1、LPL、アポ C II など）に対する自己抗体が原因で、カイロミクロンの水解が妨げられることで発症する（42ページ「図7-3」参照）。
- 著明な高 TG 血症（通常 1,000 mg/dL 以上）を呈し、典型例の表現型は I 型高脂血症であるが、V 型高脂血症を呈する場合もある。TC は軽度上昇にとどまり、HDL-C は低下することが多い。
- 典型例は幼小児期から発症し、膵炎に伴う腹痛などの症状の他、発疹性黄色腫（28ページ「⑦発疹性黄色腫」参照）、網膜脂血症、肝脾腫などを呈するが、成人発症の症例や、妊娠などの環境負荷がある時のみ増悪する症例もある。
- 血中 TG 高値は膵炎の原因となり、重症例では膵炎を繰り返す。
- 一方、アポ A-V 遺伝子異常に伴う高 TG 血症では動脈硬化リスクが高い。
- カイロミクロン増加は血清を 4℃で24時間以上静置し、カイロミクロンがクリーム層として浮上することで確認できる。
- ヘパリン静注後の血漿 LPL 蛋白定量法も診断に役立つ。
- 根治的治療法はなく、既存の高 TG 血症治療薬の効果は限定的であるため、食事中の脂肪摂取制限（1 日 15-20 g 以下（1 日総エネルギー摂取量の10-15%以下））が治療の根幹となる。
- 吸収時にカイロミクロンを形成しない中鎖脂肪酸 TG（MCT）や、MCT を含むミルクや脱脂粉乳の活用を検討するが、MCT の長期的な使用による肝障害を示唆する報告もあり留意する。

13-7　CETP 欠損症

1）病態と成因

- CETP 欠損症はわが国における高 HDL-C 血症の原因の大部分を占める。TC は中等度の増加、HDL-C は 80 〜250 mg/dL と著増する。アポリポ蛋白 A-I、C-III、E も著増し、アポリポ蛋白 B は低値傾向を示す。HDL はコレステロールエステルに富み大粒子化し、HDL2 分画のコレステロールの増加により HDL-C 濃度が増加する。
- CETP 欠損症による高 HDL-C 血症では動脈硬化症合併例も認める。フラミンガム研究や LURIC 研究では、CETP 活性・蛋白低下は冠動脈疾患発症を増加させており、この場合の高 HDL-C 血症は必ずしも動脈硬化抑制的ではない。

2）診断

- CETP 欠損症の診断には CETP 活性、蛋白量を測定する（キットによる測定が可能だが、保険未収載）。
- 原発性胆汁性胆管炎、甲状腺機能低下症などの続発性高 HDL-C 血症を起こす疾患を除外する。CETP 欠損症を疑う場合は動脈硬化性疾患の有無も検査する。

3）治療

- 薬物療法については一定の見解はない。HDL-C 以外の危険因子の管理が重要である。

14 高齢者

ポイント

● 65歳以上75歳未満の高齢者では高 LDL-C 血症が冠動脈疾患の重要な危険因子であり、スタチン治療で冠動脈疾患、アテローム血栓性脳梗塞の一次予防効果が期待できる。

● 高齢者においてスタチン治療で冠動脈疾患、アテローム血栓性脳梗塞の二次予防効果が期待できる。

● 75歳以上高齢者の高 LDL-C 血症においても冠動脈疾患やアテローム血栓性脳梗塞の一次予防を目的とした脂質低下治療が提案できる。

・高齢者では動脈硬化性疾患以外に生命予後に影響する複数疾患の併存、臓器障害の潜在、症候の非定型性、臓器予備能の低下、薬物代謝能力の低下、低栄養、フレイル、多剤投与など治療に際し留意すべき点が多く、その身体機能には多様性があることを理解する。

・高齢者では甲状腺機能低下症などによる続発性脂質異常症に留意する。

・高齢者においても動脈硬化性疾患予防の基本は生活習慣の改善であるが、若年者に比べ生活習慣の改善が困難であることも多く、個々の症例に対応したきめ細かな指導が必要である。

・後期高齢者において食事療法を行う際には、フレイルの評価とともにフレイル予防を考慮した総エネルギー摂取量、たんぱく質の摂取量を指導する。

・脂質異常症治療薬の選択に関しては、加齢による薬物代謝の低下や薬物相互作用に注意する。

15 女性

- 心筋梗塞の発症率は閉経後に増加するが、その頻度は男性より低い。

- LDL-C と TG は閉経後に上昇する。

- 冠動脈疾患リスクの中で、特に糖尿病、喫煙は男性に比較し女性の場合、高リスクである。

- 禁煙指導はすべての年齢層の女性に行う。

- 閉経前女性の脂質異常症に対しては生活習慣改善が治療の中心であるが、家族性高コレステロール血症や冠動脈疾患二次予防、および一次予防のハイリスク患者には薬物療法も考慮する。

- 閉経後女性の脂質異常症に対しても生活習慣の改善が優先されるが、リスクの高い患者には薬物療法を考慮する。

・女性の心筋梗塞の発症率は閉経後に増加する。その頻度は男性より低いが、冠動脈イベント発症後の死亡率は女性が男性より高い。

・閉経後、TC および LDL-C が急上昇し、男性よりも高値となる。TG も加齢とともに上昇し、男女差がなくなる。HDL-C の経年的変化は少ないが、女性が男性よりも高値で推移する。

・高血圧、糖尿病、喫煙などの危険因子管理は閉経前後ともに重要であるが、特に糖尿病、喫煙は男性に比較し女性の冠動脈疾患リスク上昇と関連する。

・高血圧や糖尿病の治療強化は個々の患者の病態に応じて行うが、喫煙の冠動脈疾患リスクに対する影響は男性より女性が大きいため、禁煙指導はすべての年齢層の女性に行う。

・閉経前の女性において冠動脈疾患に対する脂質異常症のリスクを示すエビデンスはほとんどなく、続発性脂質異常症の鑑別と生活習慣改善による対応が基本となる。ただし、FH や冠動脈疾患二次予防、および一次予防のハイリスク患者には薬物療法も考慮する。

・閉経後女性の脂質異常症に対しても生活習慣の改善が優先されるが、リスクに応じて薬物療法を考慮する。この場合、HRT（hormone replacement therapy）は脂質や血管機能への効果が証明されており、更年期症状があり、HRT の禁忌でない場合には考慮する。

16 小児

ポイント

- 脂質異常症を積極的に発見する。
- 原発性脂質異常症、中でも家族性高コレステロール血症は頻度も高く小児期から適切に対処する必要がある。「小児家族性高コレステロール血症診療ガイドライン2022」を参考に診療する。疑い例もフォローしていく。
- 続発性脂質異常症は、原疾患の治療を十分に行う。
- 小児期から食事を含めた適切な生活習慣を身に付け、適正な体重を維持する。

16-1　脂質異常症の早期発見と基準値

・小児では血液検査を行う健診システムがなく採血の機会が少ない。空腹でなくても機を逃さず、一度はLDL-C（TC）だけでもチェックする。
・小児（15歳未満）の脂質異常症の基準値を表16-1に示す。食後 TG は 200 mg/dL 以上は高いと診る。ただし、これは薬物療法の開始基準ではない。
・基準値は乳幼児でも用い得る。母乳栄養児で高脂血症の場合、離乳後に再検する。
・思春期に血清 LDL-C は、平均で 10 mg/dL 程度であるが、生理的に低下するので注意する。女子は 9 歳、男子は11歳頃から低下し、その後、女子は13歳、男子は15歳頃から上昇に転じる。

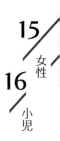

表16-1　小児の脂質異常症の基準値（15歳未満、空腹時）

総コレステロール（TC）	220 mg/dL 以上
LDL コレステロール（LDL-C）	140 mg/dL 以上
HDL コレステロール（HDL-C）	40 mg/dL 未満
トリグリセライド（TG）	140 mg/dL 以上
non-HDL コレステロール（non-HDL-C）	150 mg/dL 以上

16-2　原発性脂質異常症

・原発性と続発性脂質異常症を正しく鑑別する。原発性脂質異常症の中では家族性高コレステロール血症（FH）が最も高頻度（およそ300人に1人）であり、早期発見が必要である。

・FH の診断は、「小児家族性高コレステロール血症診療ガイドライン2022」の診断基準を用いる（109ページ、「**表12-2**」参照）。"FH 疑い"もフォローしていく。また、家族内の新たな患者の発見にも努める。

・FH の治療は、まず十分な生活習慣指導を行う。それでも LDL-C の高値（180 mg/dL 以上）が持続する場合、10歳を目安に薬物療法を考慮する。第 1 選択薬はスタチンであり、LDL-C 140 mg/dL 未満を目指す。ホモ接合体ではより早期に治療開始する。

・LPL 欠損症などの高 TG 血症では膵炎予防が重要となる。原発性脂質異常症はまれな疾患が多いので専門医と良く相談する。

16-3　続発性脂質異常症

・原因はさまざまである。甲状腺疾患や薬剤性にも注意する。

・糖尿病の場合、LDL-C は正常範囲に保つべきと考えられるが、小児では薬物療法の基準はない。食事指導と厳格な血糖管理を継続し、専門医と相談する。

・肥満の場合、食事と運動指導で肥満度（下記）を軽減させる治療を行う。小児では肥満であっても脂質異常を合併することは少ないので、脂質異常症がある場合は原発性脂質異常症の鑑別が必須である。

16-4　動脈硬化性疾患の予防

・正しい生活習慣を身につけ、適正な体重を維持する。

・脂質の多い食事を好む傾向にあるので、伝統的な日本食を中心として、さまざまな食物をバランス良く摂取する。

・運動の習慣をつける。

・喫煙および受動喫煙に注意する。

小児の肥満判定

小児の肥満は成人のように BMI では評価できないので、一般に"肥満度"を用いる。

$$肥満度 = \frac{実測体重 - 標準体重}{標準体重} \times 100 \quad (\%)$$

標準体重は文部科学省が定める性別年齢別身長別標準体重を用いる。

学童期は20%以上を肥満（30%以上を中等度肥満、50%以上を高度肥満）とする。

腹囲も計測する。"小学生 75 cm 以上、中学生 80 cm 以上"は内臓脂肪過剰蓄積と推定され、肥満合併症が認められる可能性が高い。

17 専門医への紹介

17-1　専門医に紹介すべき脂質異常症とは

- **原発性脂質異常症が疑われ、診断や治療方針の決定に専門的な判断が必要、または遺伝学的検討が必要な可能性がある場合。**
  - ・LDL-C が 180 mg/dL 以上の著明高値（家族性高コレステロール血症）
  - ・TC と TG がともに高値、血漿リポ蛋白電気泳動で broad β パターン（家族性 III 型高脂血症）
  - ・脂質異常症の表現型が採血毎に IIa、IIb、IV 型と変化する（家族性複合型高脂血症）
  - ・空腹時 TG が 500 mg/dL 以上の高カイロミクロン血症を示し、特に急性膵炎の既往がある（原発性高カイロミクロン血症）
  - ・著明な低 HDL-C 血症（家族性低 HDL-C 血症）
- **その他、診断および治療方針の決定に迷う場合。**
  - ・若年者や女性、挙児希望など
  - ・家族歴が濃厚な早発性動脈硬化性疾患症例
  - ・難治性脂質異常症：治療に反応しない、期待される薬物療法の効果が得られない
  - ・スタチン不耐：筋肉痛や CPK 上昇を伴い、スタチンの使用継続が困難
  - ・二次性脂質異常症が疑われる
- **PCSK9阻害薬の導入が必要と考えられる症例。**
- **LDL アフェレシスが必要と考えられる症例：一般的には FH の難治例がこれに該当する。**

17-2　情報提供書を記載する際の留意点

- ・脂質異常症診断のきっかけと経緯：健康診断で指摘、冠動脈疾患などの合併症として確認、黄色腫を自覚、続発性脂質異常症をきたす疾患で受診、などの情報を記載。
- ・治療経過：食事療法の内容、薬物療法の開始時期とその内容、治療による検査値の変化。
- ・副作用の有無：使用薬剤による副作用の情報は、重篤な副作用発現を避けるために必須である。

「日本動脈硬化学会認定動脈硬化専門医一覧」：
https://www.j-athero.org/jp/specialist/medical_specialist/

「家族性高コレステロール血症紹介可能施設」：
https://www.j-athero.org/jp/wp-content/uploads/specialist/pdf/fh_institution.pdf

特定健診・特定保健指導における脂質異常の取り扱い

※本章は厚生労働省健康局「標準的な健診・保健指導プログラム【令和6年度版】」（2024年4月〜）に準拠

ポイント

● LDL-C、HDL-C、TG が特定健診での脂質異常の判定における法定の必須検査項目である。

● TG は、空腹時と随時で判定基準が異なる。

● 一定の条件を満たすと法定の必須検査項目である LDL-C を non-HDL-C に変更することができる。

● 特定健診の基準値には保健指導判定値と受診勧奨判定値があるが、受診勧奨判定値は必ずしも服薬開始基準ではなく、受診した医師の判断に任されてる。

● 判定結果に対する具体的な対応は「標準的な健診・保健指導プログラム【令和6年度版】（厚生労働省健康局）」にフィードバック文例集として示されている。

● 特定健診の結果に基づいて内臓脂肪の蓄積の有無とリスク要因の数に着目して、保健指導対象者の階層化が行われ、特定保健指導が行われる。階層化には、脂質検査のうち HDL-C と TG が用いられる。

18-1　特定健診における脂質異常症の検査

・特定健診の実施は保険者の義務となっており40〜74歳の全国民を対象とした健診である。なお他の健診（例えば労働安全衛生法に基づく勤務者の健康診断）が特定健診の健診項目等を含む場合は、それをもって実施とみなすことができる（ただしデータの保険者への提供は必要）。

・特定健診の基本的な項目（法定の必須検査項目）として定められているのは、LDL-C、HDL-C、TG である。

・LDL-C の測定法には特に指定はなく、直接法でも計算法（空腹時データを用いた Friedewald 式）でも良い。

・TG の判定値には、空腹時と随時の基準がある。

・特定健診における空腹時とは絶食10時間以上であり、動脈硬化性疾患予防ガイドライン2022年版の定義と同じである。

・基本は空腹採血であるが、空腹時以外に採血を行った場合は、食直後（食事開始時から3.5時間未満）を除き随時 TG を判定に用いることができる。食直後とは特定健診の血糖値判定との関連性から設定された概念であり、原則として特定健診の採血は行わない。これは労働安全衛生法に基づく企業の健診の法定項目が血糖値になっていること等が関係している（血糖値をヘモグロビン A1c に替えても良いが労働安全衛生法では法定項目ではないので検査しない事業所もある）。

・TGが空腹時でも 400 mg/dL 以上または随時採血の場合は、LDL コレステロールに代えて Non-

HDL コレステロール（総コレステロールから HDL コレステロールを除いたもの）で評価を行っても良い。

18-2　特定健診における保健指導判定値および受診勧奨判定値

- 特定健診では、脂質異常症の各検査項目についてそれぞれ保健指導判定値と受診勧奨判定値が示されているが（表18-1）、HDL-C には受診勧奨判定値は設定されていない。なお TG の随時と空腹時の受診勧奨判定値は同じ値である。
- 受診勧奨判定値はただちに服薬治療を勧める値ではなく、「判定値を超えるレベルの場合、再検査や生活習慣改善指導等を含め医療機関での管理が必要な場合がある」値と定義されている。
- 健診判定結果に対する具体的な対応は「標準的な健診・保健指導プログラム［令和 6 年度版］（厚生労働省健康局）」にフィードバック文例集として提示されており（表18-2）、日本動脈硬化学会のガイドラインに準拠して整理された。

18-3　特定保健指導

- 特定健診の結果に基づいて内臓脂肪蓄積の有無とリスク要因の数に着目して、保健指導対象者の階層化が行われる（表18-3）。
- 特定保健指導の階層は、介入強度が高い順に積極的支援、動機づけ支援、情報提供に分けられる。
- 積極的支援または動機づけ支援の対象になるには、肥満の存在（ウエスト周囲長または BMI が大きい）が必須である。
- 肥満に加えてカウントするリスク要因は、血圧高値、血糖高値と脂質異常であり、脂質異常は、TG 150 mg/dL 以上（やむを得ない場合は随時中性脂肪175 mg/dL 以上）または HDL-C 40 mg/dL 未満である（どちらかあれば 1 個とカウントし、両方とも異常でも 1 個とカウントする）。
- 特定保健指導の階層化には LDL-C は用いない。「標準的な健診・保健指導プログラム［令和 6 年度版］（厚生労働省健康局）」の「第 2 編 健診」の冒頭で「虚血性心疾患等の動脈硬化性疾患の主たる危険因子は高 LDL-C 血症であるが、メタボリックシンドロームは、高 LDL-C 血症とは独立したハイリスク状態として登場した概念である」と学術的・臨床的な位置づけと大前提としての LDL-C 管理の重要性が記載されている（動脈硬化性疾患予防ガイドラインを元にしたリスク評価とリスク管理が推奨される）。

表18-1　健診検査項目の保健指導判定値および受診勧奨判定値

	保健指導判定値	受診勧奨判定値
LDL コレステロール	≧120	≧140
HDL コレステロール	<40	－
空腹時トリグリセライド（中性脂肪）	≧150	≧300
随時トリグリセライド（中性脂肪）	≧175	≧300
non-HDL-C	≧150	≧170

注）いずれも単位は mg/dL
「標準的な健診・保健指導プログラム［令和6年度版］（厚生労働省健康局）」P125：別紙5から作成

表18-2　脂質異常に関するフィードバック文例集：健診判定と対応の分類

健診判定			対応	
			肥満者の場合	非肥満者の場合
異常 ↑ ↓ 正常	受診勧奨判定値を超えるレベル	LDL-C≧180 mg/dL 又は TG≧500 mg/dL（空腹時、随時を問わない）	①早期に医療機関の受診を	
		140 mg/dL≦LDL-C<180 mg/dL 又は 300 mg/dL≦TG<500 mg/dL（空腹時、随時を問わない）	②生活習慣を改善する努力をした上で、医療機関の受診を	
	保健指導判定値を超えるレベル	120 mg/dL≦LDL-C<140 mg/dL 又は空腹時 150 mg/dL（随時175 mg/dL）≦TG<300 mg/dL 又は HDL-C<40 mg/dL	③特定保健指導の積極的な活用と生活習慣の改善を	④生活習慣の改善を
	基準範囲内	LDL-C<120 mg/dL かつTG<空腹時 150 mg/dL（随時 175 mg/dL）かつ HDL-C≧40 mg/dL	⑤今後も継続して健診受診を	

何らかの理由で LDL ではなく Non-HDL を用いる場合は、LDL-C の値にプラス30したものが基準値となる。
「標準的な健診・保健指導プログラム［令和6年度版］（厚生労働省健康局）」P136：別添資料から作成

表18-3　特定保健指導者の階層化

ステップ1　（内臓脂肪蓄積のリスク判定）

ウエスト周囲長と BMI で内臓脂肪蓄積のリスクを判定する。
　　ウエスト周囲長　男性 85 cm 以上、女性 90 cm 以上　→（1）
　　ウエスト周囲長　（1）以外 かつ BMI≧25 kg/m²　　→（2）

ステップ2　（追加リスクの数の判定と特定保健指導の対象者の選定）

　検査結果および質問票より追加リスクをカウントする。①～③はメタボリックシンドロームの判定項目、④はそのほかの関連リスクとし、④については①から③までのリスクが一つ以上の場合にのみカウントする。⑤に該当する者は特定保健指導の対象にならない。

①血圧高値 a 収縮期血圧 130 mmHg 以上 または
　　　　　b 拡張期血圧 85 mmHg 以上

②脂質異常 a TG 空腹時 150 mg/dL（やむを得ない場合は随時中性脂肪 175 mg/dl 以上）または
　　　　　b HDL-C 40 mg/dL 未満

③血糖高値 a 空腹時血糖（やむを得ない場合は随時血糖）100 mg/dL 以上 または
　　　　　b HbA1c（NGSP）5.6%以上

④質問票 喫煙歴あり

⑤血圧を下げる薬、血糖を下げる薬またはインスリン注射、コレステロールや TG を下げる薬のいずれかを服用（質問票の1～3）

ステップ3　（保健指導レベルの分類）

　ステップ1、2 の結果を踏まえて、保健指導レベルをグループ分けする。なお、前述の通り、④喫煙歴については①から③のリスクが一つ以上の場合にのみカウントする。

(1)の場合（ウエスト周囲長　男性 85 cm 以上、女性 90 cm 以上）
　①～④のリスクのうち追加リスクが 2 以上の対象者は積極的支援レベル、1 の対象者は動機付け支援レベル、0 の対象者は情報提供レベルとする。

(2)の場合（ウエスト周囲長は（1）に該当しないが、BMI≧25 kg/m²）
　①～④のリスクのうち追加リスクが 3 以上の対象者は積極的支援レベル、1 または 2 の対象者は動機付け支援レベル、0 の対象者は情報提供レベルとする。

ステップ4　（特定保健指導における例外的対応等）

・65歳以上75歳未満の者については、日常生活動作能力、運動機能等を踏まえ、QOL（Quality of Life）の低下予防に配慮した生活習慣の改善が重要であること等から、「積極的支援」の対象となった場合でも「動機付け支援」とする。

・降圧薬等を服薬中の者については、継続的に医療機関を受診しているはずなので、生活習慣の改善支援については、医療機関において継続的な医学的管理の一環として行われることが適当である。そのため、保険者による特定保健指導を義務とはしない。しかしながら、きめ細かな生活習慣改善支援や治療中断防止の観点から、医療機関と連携した上で保健指導を行うことも可能である。また、健診結果において、医療管理されている疾病以外の項目が保健指導判定値を超えている場合は、本人を通じて医療機関に情報提供することが望ましい。

「標準的な健診・保健指導プログラム［令和6年度版］（厚生労働省健康局）」P57-58から作成

19 脂質異常症治療薬一覧

● 必要に応じて製品の最新の添付文書、又は、製造販売元等が提供する医療従事者向け情報サイトを確認すること
● [禁忌] 各薬剤において、その成分に対する過敏症の既往歴のある患者には投与しないこと

スタチン（HMG-CoA 還元酵素阻害薬）

一般名	プラバスタチンナトリウム
主な製品名	メバロチン（細粒0.5%、細粒 1 %、錠 5 、錠10)

ジェネリック：有

適応： **高脂血症、家族性高コレステロール血症**
用量： 通常、成人にはプラバスタチンナトリウムとして、1 日 10 mg を 1 回または 2 回に分け経口投与。年齢・症状により適宜増減するが、重症の場合は 1 日 20 mg まで増量可。
禁忌： 本剤の成分に対し過敏症の既往歴のある患者、妊婦又は妊娠している可能性のある女性及び授乳婦
用法及び用量に関連する注意： メバロン酸の生合成は夜間に亢進することが報告されているので、適用にあたっては、1 日 1 回投与の場合、夕食後投与とすることが望ましい。
相互作用： フィブラート系薬・免疫抑制薬・ニコチン酸。急激な腎機能悪化を伴う横紋筋融解症があらわれやすい。自覚症状（筋肉痛、脱力感）の発現、CK 上昇、血中及び尿中ミオグロビン上昇を認めた場合は直ちに投与を中止すること。
重大な副作用： 横紋筋融解症、肝機能障害、血小板減少、間質性肺炎、ミオパチー、免疫介在性壊死性ミオパチー、末梢神経障害、過敏症状
その他の副作用： 発疹、そう痒、蕁麻疹、紅斑、脱毛、光線過敏、湿疹、胃不快感、下痢、腹痛嘔気・嘔吐、便秘、口内炎、消化不良、腹部膨満感、食欲不振、舌炎、AST 上昇、ALT 上昇、γ-GTP 上昇、LDH 上昇、ALP 上昇、肝機能異常、ビリルビン上昇、BUN 上昇、血清クレアチニン上昇、横紋筋融解症の前駆症状の可能性、CK 上昇 筋脱力、筋肉痛、筋痙攣、めまい、頭痛、不眠、血小板減少、貧血、白血球減少、尿酸値上昇、尿潜血、耳鳴、関節痛、味覚異常、倦怠感、浮腫、しびれ、顔面潮紅

一般名	シンバスタチン
主な製品名	リポバス（錠：5 mg、10 mg、20 mg）

ジェネリック：有

適応： **高脂血症、家族性高コレステロール血症**
用量： 1 日 1 回 5 mg。LDL-C 値の低下が不十分な場合は 1 日 20 mg まで増量。
禁忌： 本剤の成分に対し過敏症の既往歴のある患者、重篤な肝障害、妊婦又は妊娠している可能性のある女性、授乳婦
併用禁忌： イトラコナゾール、ミコナゾール、ポサコナゾール、アタザナビル、サキナビルメシル酸塩、コビシスタットを含有する製剤
使用上の注意： 通常夕食後。フィブラート系薬をやむを得ず併用する場合は 1 日 10 mg を超えない。
相互作用：
　　・併用薬の作用増強：ワルファリン／フィブラート系薬、ニコチン酸、ダナゾール、シクロスポリン、エリスロマイシン、クラリスロマイシン、HIV プロテアーゼ阻害薬（横紋筋融解症）
　　・本剤の作用減弱：エファビレンツ
　　・本剤の作用増強：アミオダロン、アムロジビン、ジルチアゼム、ベラパミル、グレープフルーツジュース、グラゾプレビル、バダデュスタッド／ダプトマイシン（CK 上昇）
重大な副作用： 横紋筋融解症、ミオパチー、免疫介在性壊死性ミオパチー、肝炎、肝機能障害、黄疸、末梢神経障害、血小板減少、過敏症候群、間質性肺炎
その他の副作用： テストステロン低下、下痢、AST・ALT・LDH・γ-GTP・CK・ミオグロビン上昇、瘙痒、筋肉痛、倦怠感など

一般名	フルバスタチンナトリウム
主な製品名	ローコール（錠：10 mg、20 mg、30 mg）：サンファーマ

ジェネリック：有

適応：高コレステロール血症、家族性高コレステロール血症

用量：1日1回 20～30 mg、夕食後。20 mg より開始。重症：1日 60 mg まで。

禁忌：重篤な肝障害、妊婦、授乳婦

使用上の注意：投与開始後12週以内、増量後に肝機能検査。

相互作用：フィブラート系薬・免疫抑制薬・ニコチン酸・エリスロマイシン（横紋筋融解症）
- ・併用薬の作用増強：ワルファリン、ジゴキシン
- ・本剤の作用減弱：陰イオン交換樹脂、リファンピシン
- ・本剤の作用増強：ベザフィブラート、シメチジン、ラニチジン、オメプラゾール、フルコナゾール、ホスフルコナゾール、エトラビリン

重大な副作用：横紋筋融解症、ミオパチー、免疫介在性壊死性ミオパチー、肝障害、過敏症状、間質性肺炎

その他の副作用：AST・ALT・γ-GTP・CK 上昇、発疹、胃不快感、嘔気、胸やけ、腹痛、頭痛、勃起不全など

一般名	アトルバスタチンカルシウム水和物
主な製品名	リピトール（錠：5 mg、10 mg）

ジェネリック：有

適応：①高コレステロール血症、②家族性高コレステロール血症

用量：①1日1回 10 mg 1日 20 mg まで。②1日1回 10 mg 1日 40 mg まで。

禁忌：本剤の成分に対し過敏症の既往歴のある患者、肝機能低下（急性・慢性肝炎の急性増悪、肝硬変、肝癌、黄疸）。妊婦又は妊娠している可能性のある女性、授乳婦

併用禁忌：マヴィレット

使用上の注意：定期的（半年に1回等）に肝機能検査。

相互作用：フィブラート系薬、免疫抑制薬、ニコチン酸製剤、アゾール系抗真菌薬（エリスロマイシン／横紋筋融解症）
- ・本剤の作用増強：クラリスロマイシン、HIV プロテアーゼ阻害薬、グラゾプレビル、レテルモビル、グレープフルーツジュース
- ・本剤の作用減弱：陰イオン交換樹脂、エファビレンツ、リファンピシン、ベキサロテン
- ・併用薬の作用増強：ジゴキシン、経口避妊薬

重大な副作用：横紋筋融解症、ミオパチー、免疫介在性壊死性ミオパチー、劇症肝炎、肝炎、肝機能障害、黄疸、過敏症、無顆粒球症、汎血球減少症、血小板減少症、中毒性表皮壊死融解症、皮膚粘膜眼症候群（Stevens-Johnson 症候群）、多形紅斑、高血糖、糖尿病、間質性肺炎

その他の副作用：AST 上昇、ALT 上昇、γ-GTP 上昇、CK 上昇、テストステロン低下、発疹、アミラーゼ上昇、嘔吐、下痢、胃炎、胸やけ、便秘、心窩部痛、咳、めまい、不眠、頭痛、全身倦怠など「詳細については添付文書を参照」

一般名	ピタバスタチンカルシウム水和物
主な製品名	リバロ（錠：1 mg、2 mg、4 mg　OD 錠：1 mg、2 mg、4 mg）

ジェネリック：有

適応：①高コレステロール血症、②家族性高コレステロール血症

用量：①②1日1回 1～2 mg、1日 4 mg まで、②小児（10歳以上）：1日1回 1 mg　1日 2 mg まで。

禁忌：重篤な肝障害または胆道閉塞、妊婦、授乳婦

併用禁忌：シクロスポリン

使用上の注意：肝障害成人1日1 mg から開始して最大1日2 mg までとする。肝障害小児への投与量は1日1 mg。定期的に肝機能検査、（フィブラートと併用する場合）腎機能検査。4 mg に増量する場合は横紋筋融解症前駆症状に注意。

相互作用：フィブラート系薬、ニコチン酸、エリスロマイシン（横紋筋融解症）
- ・本剤の作用減弱：コレスチラミン
- ・本剤の作用増強：リファンピシン

19 脂質異常症治療薬一覧

重大な副作用：横紋筋融解症、ミオパチー、免疫介在性壊死性ミオパチー、肝障害、黄疸、Plt 減少、間質性肺炎
その他の副作用：発疹、嘔気・悪心、CK 上昇、筋肉痛、脱力感、頭痛・頭重感、しびれ、めまい、貧血、テストステロン低下、倦怠感、抗核抗体の陽性化など

一般名	ロスバスタチンカルシウム
主な製品名	クレストール（錠：2.5 mg、5 mg　OD 錠：2.5 mg、5 mg）

ジェネリック：有

適応：高コレステロール血症、家族性高コレステロール血症
用量：開始：1 日 1 回 2.5 mg、早期 LDL-C 低下必要時には 5 mg。4 週以降：LDL-C 値低下不十分には 1 日 1 回 10 mg まで増量可。低下不十分・家族性高コレステロール血症など重症患者には 1 日最大 20 mg まで。［腎臓機能低下時・透析時］Ccr＜30：2.5 mg より開始、最大 5 mg まで。
禁忌：肝機能低下（急性・慢性肝炎の急性増悪、肝硬変、肝癌、黄疸）。妊婦、授乳婦
使用上の注意：定期的に肝機能検査。20 mg 投与時は定期的に腎機能検査。
併用禁忌：シクロスポリン
相互作用：フィブラート系薬・ニコチン酸・アゾール系薬・マクロライド系薬（横紋筋融解症）
　　　　　・併用薬の作用増強：ワルファリン
　　　　　・本剤の作用減弱：制酸薬
　　　　　・本剤の作用増強：カレトラ、アタザナビル・リトナビル併用、ダルナビル・リトナビル併用、マヴィレット、レゴラフェニブ、エルトロンボパグ、エプクルーサ、ダロルタミド、カプマチニブ、バダデュスタット、フェブキソスタット、グラゾプレビル・エルバスビル併用、ダクラタスビル、アスナプレビル、ジメンシー
重大な副作用：横紋筋融解症、ミオパチー、免疫介在性壊死性ミオパチー、肝炎、肝障害、黄疸、Plt 減少、過敏症状、間質性肺炎、末梢神経障害、多形紅斑
その他の副作用：瘙痒症、発疹、蕁麻疹、腹痛、便秘、下痢、嘔気、膵炎、無力症、CK 上昇、筋肉痛、頭痛、浮動性めまい、肝・腎機能異常、蛋白尿など

小腸コレステロールトランスポーター阻害薬

一般名	エゼチミブ
主な製品名	ゼチーア（錠：10 mg）

ジェネリック：有

適応：高コレステロール血症、家族性高コレステロール血症、ホモ接合体性シトステロール血症
用量：1 日 1 回 10 mg。食後。
禁忌：本剤の成分に対し過敏症の既往歴のある患者、HMG-CoA 還元酵素阻害剤併用時、重篤な肝機能障害
相互作用：
　　　　　・本剤の作用減弱：陰イオン交換樹脂
　　　　　・本剤・併用薬の作用増強：シクロスポリン、クマリン系抗凝固剤（プロトロンビン時間国際標準比の上昇）
重大な副作用：過敏症、横紋筋融解症、肝機能障害
その他の副作用：便秘、下痢、腹痛、腹部膨満、悪心・嘔吐、ALT・γ-GTP 上昇、発疹など

レジン（陰イオン交換樹脂）

一般名	コレスチラミン

主な製品名	クエストラン（粉末：44.4%［9 g 中無水物として 4 g 含有］）

ジェネリック：無

適応：①高コレステロール血症、②レフルノミドの活性代謝物の体内からの除去
用量：1 回 9 g（無水物 4 g）を水約 100 mL に懸濁　①1 日 2〜3 回　②1 日 3 回（17 日間を目安）。レフルノミドによる重篤な副作用発現時は 1 回 18 g（無水物 8 g）を水約 200 mL に懸濁し、1 日 3 回（11 日間を目安）。
禁忌：完全胆道閉塞により胆汁が腸管に排泄されない患者、本剤の成分に対し過敏症の既往歴のある患者
使用上の注意：＜重要な基本的注意＞①脂溶性ビタミン吸収阻害あるいは葉酸吸収阻害。
相互作用：

- ・併用薬の作用減弱：抗リウマチ薬（メトトレキサート　サラゾスルファピリジン）、NSAIDs（ピロキシカム、テノキシカム、メロキシカム、ジクロフェナク、イブプロフェン、フェニルブタゾン、ナプロキセン、フルフェナム酸アルミニウム）、副腎皮質ホルモン剤（ヒドロコルチゾン）、免疫抑制薬（ミコフェノール酸モフェチル）、チアジド系降圧利尿剤、メフルシド、テトラサイクリン、フェノバルビタール、バンコマイシン塩酸塩、甲状腺ホルモン製剤、ジギタリス強心配糖体、ラロキシフェン塩酸塩、フェノフィブラート系薬剤（ベザフィブラート　フェノフィブラート）、ワルファリン、フルバスタチン、エゼチミブ、ケノデオキシコール酸
- ・併用薬の作用増強：アカルボース、スピロノラクトン（高クロール性アシドーシス）

重大な副作用：腸閉塞
その他の副作用：便秘、ALT 上昇、AST・ALP 上昇、胃・腹部膨満、食欲不振、嘔気・嘔吐など

一般名	コレスチミド

主な製品名	コレバイン（ミニ（顆粒）：83% 1.81 g/包　錠：500 mg）

ジェネリック：無

適応：高コレステロール血症、家族性高コレステロール血症
用量：（コレスチミドとして）1 回 1.5 g（ミニ 1 包又は 3 錠）1 日 2 回朝夕食前（食後可）　最高：1 日 4 g。
禁忌：胆道完全閉塞、腸閉塞
相互作用：

- ・併用薬の作用減弱：酸性薬物、テトラサイクリン、フェノバルビタール、甲状腺及びチロキシン製剤、ジギタリス、胆汁酸製剤、エゼチミブ、カンデサルタン

重大な副作用：腸管穿孔、腸閉塞、横紋筋融解症
その他の副作用：便秘、腹部膨満、嘔気、消化不良、下痢、AST・ALT・ALP 上昇、発疹、動悸、CK（CPK）上昇、関節痛、RBC・WBC 減少、ChE 上昇、アミラーゼ上昇、胸痛、頭痛、倦怠感など

プロブコール

一般名	プロブコール

主な製品名	シンレスタール（細粒：50%［500 mg/g］　錠：250 mg）

ジェネリック：有

適応：高脂血症（家族性高コレステロール血症、黄色腫を含む）
用量：成人：（プロブコールとして）1 回 250 mg、1 日 2 回（食後）。年齢、症状により適宜増減するが家族性高コレステロール血症の場合は 1 日 1,000 mg まで増量可。
禁忌：重篤な心室性不整脈、妊婦、妊娠している可能性のある女性
相互作用：

- ・併用薬の作用減弱：シクロスポリン、クロフィブラート（HDL-C 低下）

19
脂質異常症治療薬一覧

重大な副作用：QT 延長に伴う心室性不整脈、失神、消化管出血、末梢神経炎、横紋筋融解症

その他の副作用：発疹、そう痒、貧血、白血球減少、血小板減少等、めまい、頭痛等、下痢・軟便、嘔気・嘔吐、食欲不振、腹痛、胸やけ、腹部膨満感等、AST（GOT）上昇、ALT（GPT）上昇、Al-P 上昇、LDH 上昇等、BUN 上昇等、CK 上昇等、尿酸・空腹時血糖上昇、けん怠感

一般名	プロブコール
主な製品名	ロレルコ（錠：250 mg）

ジェネリック：有

適応：高脂血症（家族性高コレステロール血症、黄色腫を含む）

用量：（プロブコールとして）1 回 250 mg、1 日 2 回（食後）。家族性高コレステロール血症：1 日 1,000 mg まで増量可。

禁忌：重篤な心室性不整脈（多源性心室性期外収縮の多発）、妊婦又は妊娠している可能性のある女性、本剤の成分に対し過敏症の既往歴のある患者

相互作用：

・シクロスポリン（シクロスポリンの作用減弱）、クロフィブラート（HDL-C 低下）

重大な副作用：QT 延長に伴う心室性不整脈、失神、消化管出血、末梢神経炎、横紋筋融解症

その他の副作用：発疹、そう痒、貧血、白血球減少、AST 上昇、ALT 上昇、ALP 上昇、LDH 上昇、BUN 上昇、CK 上昇、尿酸上昇、空腹時血糖上昇など

PCSK9 阻害薬

一般名	エボロクマブ（遺伝子組換え）
主な製品名	レパーサ（皮下注 140 mg ペン、皮下注 420 mg オートミニドーザー）

ジェネリック：無

適応：①家族性高コレステロール血症、②高コレステロール血症

（①②ともに心血管イベントの発症リスクが高く、HMG-CoA 還元酵素阻害薬で効果不十分な場合、または HMG-CoA 還元酵素阻害薬による治療が適さない場合）

用量：①ヘテロ接合体、②：2 週間に 1 回 140 mg、又は 4 週間に 1 回 420 mg を皮下注。

①ホモ接合体：4 週間に 1 回 420 mg を皮下注。効果不十分な場合は 2 週間に 1 回 420 mg を投与可。LDL アフェレーシスの補助は 2 週間に 1 回 420 mg で開始。

使用上の注意：定期的に血中脂質値検査。

患者への説明点：自己投与では使用後再使用しない。

副作用：注射部位反応、肝機能異常、CK 上昇、糖尿病、筋肉痛、インフルエンザ様疾患など

MTP 阻害薬

一般名	ロミタピドメシル酸塩
主な製品名	ジャクスタピッド（カプセル：5 mg、10 mg、20 mg）

ジェネリック：無

適応：ホモ接合体家族性高コレステロール血症

用量：1 日 1 回 5 mg（夕食後 2 時間以上あける）から開始。忍容性問題なし・効果不十分：2 週間以上あけて 10 mg に増量。さらに増量：4 週間以上の間隔で忍容性確認し 20 mg、40 mg に増量。

警告：肝機能障害が発現するため、肝機能検査を必ず投与前に行い、投与中においても投与開始から 1 年間は、増量前もしくは月

1回のいずれか早い時期に肝機能検査を実施すること。2年目以降は3ヵ月に1回かつ増量前には必ず検査を実施すること。異常時は、減量又は投与中止等適切な処置をとること。

禁忌: 妊婦、中等度・重度の肝障害、血清中トランスアミラーゼ高値持続

併用禁忌:

- 本剤の作用増強:強くCYP3Aを阻害する薬、コビスタッド含有製剤、ボリコナゾール、イトラコナゾール、中程度のCYP3A阻害薬

相互作用:

- 本剤の作用増強:弱いCYP3A阻害薬、グレープフルーツジュース
- 本剤の作用減弱:CYP3A誘導薬、陰イオン交換樹脂
- 併用薬の作用増強:CYP3A基質薬、ワルファリン(PT-INR上昇)／抗凝固薬・血栓溶解薬・血小板凝集抑制作用薬(出血危険性増大)、P-gpの基質となる薬剤

重大な副作用: 肝炎、肝障害、胃腸障害

その他の副作用: 腹部不快感、腹部膨満、腹痛、上腹部痛、下痢、消化不良、放屁、悪心・嘔吐、体重減少、ALT上昇など

フィブラート系薬

一般名	ベザフィブラート
主な製品名	ベザトールSR錠 100 mg・200 mg

ジェネリック:有

適応:高脂血症(家族性を含む)

用量: 1回200 mg、1日2回(朝夕食後)。腎障害者、高齢者は適宜減量。腎機能低下時1.5<SCr<2.0(50<Ccr<60):1日1回200 mg。

禁忌: 人工透析患者、腎不全などの重篤な腎疾患のある患者、SCr ≧2.0 mg/dLの患者、妊婦又は妊娠している可能性のある婦人、本剤の成分に対して過敏症の既往歴のある患者

相互作用:

- ワルファリンカリウム・フルバスタチンナトリウム(併用薬の作用増強)／SU薬・ナテグリニド・インスリン(低血糖)／HMG-CoA還元酵素阻害薬(横紋筋融解症)／シクロスポリン(腎障害増強)／コレスチラミン(本剤の作用減弱)

重大な副作用: 横紋筋融解症、アナフィラキシー、肝機能障害、黄疸、皮膚粘膜眼症候群、多形紅斑

その他の副作用: 嘔気、下痢、便秘、口内炎、光線過敏症、発疹、Cr上昇、貧血、WBC減少、胆石、勃起不全、味覚異常、尿酸上昇、低血糖、脱毛、頭痛、めまいなど

一般名	フェノフィブラート
主な製品名	・リピディル(錠:53.3 mg、80 mg) ・トライコア(錠:53.3 mg、80 mg)

ジェネリック:有

適応:高脂血症(家族性を含む)

用量: 1日1回106.6～160 mg、1日160 mgまで。腎機能低下時・透析時1.5<SCr<2.5(40≦Ccr<60):53.3 mg→通常、成人にはフェノフィブラートとして1日1回106.6 mg～160 mgを食後経口投与する。なお、年齢、症状により適宜減量する。1日160 mgを超える用量は投与しないこと。

用法及び用量に関連する注意:

- 総コレステロール及びトリグリセライドの両方が高い高脂血症(Ⅱb及びⅢ型)には、1日投与量を106.6 mgより開始すること。なお、これらの高脂血症患者において、高血圧、喫煙等の虚血性心疾患のリスクファクターを有し、より高い治療目標値を設定する必要のある場合には1日投与量を159.9 mg～160 mg[注]とすること。

  [注]159.9 mgは53.3 mg錠を3錠、160 mgは80 mg錠を2錠用いる。

- トリグリセライドのみが高い高脂血症(Ⅳ及びⅤ型)には、1日投与量53.3 mgにおいても低下効果が認められているので、1日投与量を53.3 mgより開始すること。

- 肝機能検査に異常のある患者又は肝障害の既往歴のある患者には、1日投与量を53.3 mgより開始すること。[9.3.2参照]

- 急激な腎機能の悪化を伴う横紋筋融解症があらわれることがあるので、投与にあたっては患者の腎機能を検査し、血清ク

アチニン値が 2.5 mg/dL 以上の場合には投与を中止し、血清クレアチニン値が 1.5 mg/dL 以上 2.5 mg/dL 未満の場合は 53.3 mg から投与を開始するか、投与間隔を延長して使用すること。

・本剤はフェノフィブラートの吸収を高めるため、固体分散体化した製剤であり、本剤 106.6 mg（53.3 mg 製剤 2 錠）は微粉化フェノフィブラートカプセル製剤 134 mg と、また本剤 160 mg（80 mg 製剤 2 錠）は微粉化フェノフィブラートカプセル製剤 200 mg と生物学的に同等である。

禁忌：本剤の成分に対して過敏症の既往歴のある患者肝障害、中等度以上の腎機能障害（SCr ≧2.5 mg/dL または Ccr＜40 mL/分）、胆嚢疾患、妊婦、授乳婦

相互作用：

・併用薬の作用増強：ワルファリン／SU 類（低血糖）／HMG-CoA 還元酵素阻害薬（横紋筋融解症）

・本剤の作用減弱：陰イオン交換樹脂／シクロスポリン（外国で腎障害の報告）

重大な副作用：横紋筋融解症、肝障害、膵炎

その他の副作用：肝機能検査値異常、CK 上昇、全身倦怠感、動悸、腫脹、多形紅斑、発疹、瘙痒感、蕁麻疹、胃不快感、腹痛、嘔気、嘔吐、便秘、下痢、貧血、頭痛、胸やけ、心窩部痛など

選択的 PPAR α モジュレーター

一般名	ペマフィブラート
主な製品名	パルモディア（錠 0.1 mg）

ジェネリック：無

適応：高脂血症（家族性を含む）

用量：1 回 0.1 mg、1 日 2 回（朝夕）。最大 1 回 0.2 mg、1 日 2 回。腎機能低下時・透析時（eGFR＜30）は低用量から開始するか投与間隔延長、最大 1 日 0.2 mg。肝障害（Child-Pugh 分類 A の肝硬変など）または肝障害の既往症のある患者では必要に応じて減量を考慮する。

禁忌：重篤な肝障害、Child-Pugh 分類 B・C の肝硬変、胆道閉塞、胆石、妊婦

併用禁忌：リファンピシン、シクロスポリン

使用上の注意：LDL-C のみが高い高脂血症に対し、第一選択にしない。腎機能、定期的に肝機能・LDL-C 値を検査。

相互作用：HMG-CoA 還元酵素阻害薬（横紋筋融解症）

・本剤の作用増強：クロピドグレル、クラリスロマイシン、HIV プロテアーゼ阻害薬、フルコナゾール

・本剤の作用減弱：陰イオン交換樹脂、強い CYP3A 誘導薬

重大な副作用：横紋筋融解症

その他の副作用：胆石症、AST・ALT・CK 上昇、発疹、瘙痒、糖尿病、血中尿酸増加など

ニコチン酸系薬

一般名	トコフェロールニコチン酸エステル
主な製品名	ユベラ N（カプセル：100 mg　ソフトカプセル：200 mg）

ジェネリック：有

適応：高血圧症に伴う随伴症状。高脂質血症。閉塞性動脈硬化症に伴う末梢循環障害

用量：1 回 100〜200 mg、1 日 3 回。

副作用：肝障害、食欲不振、下痢、便秘、発疹、温感、潮紅、顔面浮腫、浮腫など

一般名	ニコモール

主な製品名	コレキサミン（錠：200 mg）：杏林製薬

ジェネリック：無

適応：高脂血症。凍瘡、四肢動脈閉塞症、レイノー症候群に伴う末梢血行障害の改善
用量：1回 200〜400 mg、1日3回食後。
禁忌：重症低血圧症、出血の持続
使用上の注意：顔面のほてりを避けるために食後すぐに服用。
相互作用：HMG-CoA 還元酵素阻害薬（横紋筋融解症）
副作用：顔面潮紅、熱感、発疹、瘙痒感、食欲不振、悪心・嘔吐、頭痛など

多価不飽和脂肪酸

一般名	イコサペント酸エチル（EPA）

主な製品名	・エパデールカプセル300（軟カプセル剤：300 mg） ・エパデールS（直径約 4 mm の球形 軟カプセル剤：300 mg/包、600 mg/包、900 mg/包）

ジェネリック：有

適応：①閉塞性動脈硬化症に伴う潰瘍、疼痛および冷感の改善、②高脂血症
用量：①1回 600 mg、1日3回毎食直後。②1回 900 mg を1日2回または1回 600 mg を1日3回（食直後）。TG 異常：1回 900 mg を1日3回まで増量可。
禁忌：出血している患者
適用上の注意：噛まずに服用させること。空腹時に投与すると吸収が悪くなるので食直後に服用させること。
相互作用：抗凝血剤、血小板凝集を抑制する薬剤：相加的に出血傾向が増大すると考えられる。
重大な副作用：肝機能障害、黄疸
その他の副作用：発疹、瘙痒感等、貧血等、悪心、腹部不快感、下痢、腹痛、胸やけ、AST（GOT）・ALT（GPT）・Al-P・γ-GTP・LDH ビリルビンの上昇等の肝機能障害、CK（CPK）の上昇

一般名	イコサペント酸エチル（EPA）

主な製品名	エパデール EM カプセル 2 g（直径約 6 mm の球形の軟カプセル剤：2 g/包）

ジェネリック：無

適応：高脂血症
用量：1日1回 2 g 食直後。TG 高値：1日1回 4 g まで増量可。
禁忌：出血している患者
適用上の注意：噛まずに服用させること。
　　　　＜参考＞食事の影響：健康成人男性に本剤 2 g 又は 4 g を1日1回、朝空腹時又は朝食直後に単回経口投与したときのEPA の Cmax 及び AUC0-72hr は、食直後投与と比較して、空腹時投与で、本剤 2 g 投与ではそれぞれ30％及び28％、本剤 4 g 投与ではそれぞれ34％及び26％減少した。
相互作用：抗凝血剤、血小板凝集を抑制する薬剤：相加的に出血傾向が増大すると考えられる。
重大な副作用：肝機能障害、黄疸
その他の副作用：下痢、胃部不快感

19 脂質異常症治療薬一覧

一般名	オメガ -3 脂肪酸エチル（EPA・DHA 製剤）
主な製品名	ロトリガ（粒状カプセル：2 g/包）

ジェネリック：有

適応：**高脂血症**
用量：1日1回 2 g 食直後。TG 高値：1回 2 g、1日 2 回まで増量可。
禁忌：出血
相互作用：抗凝固薬・抗血小板薬（出血）
重大な副作用：肝障害、黄疸
その他の副作用：高血糖、めまい、頭痛、鼻出血、下痢、悪心など

植物ステロール

一般名	ガンマオリザノール
主な製品名	ハイゼット（錠：25 mg、50 mg）

ジェネリック：有

適応：①**高脂質血症** ②**心身症（更年期障害、過敏性腸症候群）における身体症候並びに不安・緊張・抑うつ**
用量：①1回 100 mg、1日 3 回食後 ②1日 10～50 mg、過敏性腸症候群には 1日 50 mg まで。
副作用：めまい・ふらつき、嘔気・嘔吐、発疹、血圧上昇など

配合剤

一般名	ピタバスタチンカルシウム水和物・エゼチミブ配合錠
主な製品名	リバゼブ（配合錠 LD：エゼチミブ 10 mg、ピタバスタチン 2 mg。 配合錠 HD：エゼチミブ 10 mg、ピタバスタチン 4 mg）

ジェネリック：無

適応：**高コレステロール血症、家族性高コレステロール血症**
禁忌・相互作用・副作用：エゼチミブ、ピタバスタチン　参照

一般名	エゼチミブ・アトルバスタチンカルシウム水和物配合
主な製品名	アトーゼット（配合錠 LD：エゼチミブ 10 mg、アトルバスタチン 10 mg。配合錠 HD：エゼチミブ 10 mg、アトルバスタチン 20 mg）

ジェネリック：無

適応：**高コレステロール血症、家族性高コレステロール血症**
禁忌・相互作用・副作用：エゼチミブ、アトルバスタチン　参照

一般名	エゼチミブ・ロスバスタチンカルシウム配合
主な製品名	ロスーゼット（配合錠 LD：エゼチミブ 10 mg、ロスバスタチン 2.5 mg。配合錠 HD：エゼチミブ 10 mg、ロスバスタチン 5 mg）
	ジェネリック：無

適応：**高コレステロール血症、家族性高コレステロール血症**
使用上の注意：ロスバスタチン単剤から本剤への切り替え時に肝機能検査。
禁忌・相互作用・副作用：エゼチミブ、ロスバスタチン　参照

その他

一般名	エラスターゼ ES
主な製品名	エラスチーム（錠：1800エラスターゼ単位）
	ジェネリック：無

適応：**高脂血症**
用量：1回 1錠、1日 3回、食前　1日 6錠まで増量可。
副作用：発疹、瘙痒感、悪心、下痢、便秘、胃障害、食欲不振など

一般名	デキストラン硫酸エステルナトリウム イオウ18
主な製品名	MDS コーワ（錠：150 mg、300 mg）
	ジェネリック：無

適応：**高 TG 血症**
用量：1日 450〜900 mg　3 〜 4 回分服。
相互作用：併用薬の作用増強：抗凝血薬（出血傾向増強）
重大な副作用：ショック
その他の副作用：出血傾向、発疹、下痢、食欲不振など

20 Keywords

1 Friedewald の式

LDL-C を計算式で求める際に使用する式。LDL-C＝TC－HDL-C－TG/5、で求める。この式について、Friedewald らは以下のように報告している。

正脂血者（n＝96）、Ⅱ型高脂血症者（n＝204）、Ⅳ型高脂血症者（n＝148）の空腹時採血サンプルを対象とした。各群の超遠心法での LDL-C 値と、血清脂質（TC、TG、HDL-C）値から Friedewald の式で求めた LDL-C 相当値との相関性が検討された。

正脂血者・Ⅱ型高脂血症者では相関係数はそれぞれ r＝0.98、0.99 と良好であったが、Ⅳ型高脂血症者では r＝0.85 と不良であった。Ⅳ型高脂血症者で TG＜400 mg/dL の例（n＝111）について検討すると、r＝0.94 と良好な相関性が認められた。(Friedewald WT, Levy RI, Fredrickson DS: Estimation of the concentration of low-density lipoprotein cholesterol in plasma, without use of the preparative ultracentrifuge. Clin Chem 18: 499–502, 1972)

29ページで言及している通り、本式は食後（随時）や TG ≧400 mg/dL の検体では使用できないことに留意する。

2 リスクの層別化

個人が潜在的に保有する動脈硬化性疾患の発症リスクは、性別や年齢、および複数の危険因子で規定されている。通常、男性は女性よりリスクが高く、また年齢が高くなるほど、そして危険因子が増えるほどリスクは高まる。したがって一律の治療方針で対応するのではなく、リスクの高い者に、より積極的な治療を行うのが効率的である。そのためには個人をリスクの高低によって分類する必要があり、これを「リスクの層別化」と呼ぶ。リスクの層別化のためには、危険因子の有無やそのレベルによる動脈硬化性疾患の発症率が明らかになっている必要がある。

また、リスクは相対リスクで判定する方法と絶対リスクで判定する方法がある。相対リスクは、曝露（危険因子）がない人と比べて発症リスクが何倍になるかを示しており、医学研究でよく使われる。しかし曝露がない群のリスクが非常に低いと、その何倍になろうとも実質上の発症率は極めて低い値になる（例：10万人あたり1人の発症率が3人に増えると相対リスクは3倍になるが、10万人あたり3人というリスクは現実世界では低リスクのままである）。

一方、絶対リスクは実際の発症率を示す。なお相対リスクは症例・対照研究でも推定可能であるが、絶対リスクはコホート研究（前向き研究）でしか算出できない。一般的に相対リスクを用いたリスクの層別化では危険因子の個数を数えるだけで良いが、絶対リスクを層別化に用いる場合は、危険因子の有無やレベルから絶対リスクを推計するリスク評価チャートなどが必要となる。また動脈硬化性疾患において絶対リスク

を用いる際には、性別と年齢は他の危険因子よりも絶対リスクに与えるインパクトが大きいので、その取り扱いが重要となる。

3 相対リスクと絶対リスク

（動脈硬化性疾患発症予測リスクでも相対リスク・絶対リスクという用語は用いられるが、ここでは薬物などによる介入試験における相対リスク・絶対リスクについて説明する）

相対リスク（RR：relative risk）は対照群と治療群のエンドポイント（例：死亡率）の発生率の比である。相対リスク減少（RRR：relative risk reduction）は対照群でのエンドポイントの発生が治療によりどの程度減ったかを示す相対的指標で、「1－相対リスク」で算出される。絶対リスク減少（ARR：absolute risk reduction）はリスク差のことで、対照群と治療群のエンドポイント発生率の差である。ARR の逆数がNNT（number needed to treat）で、何人が治療を受ければそのうちの1人をエンドポイントから回避できるかを示す指標である。ARR と NNT は治療効率を考える上で重要である。例を下記に示す。同じ相対リスク減少でも治療効率は大きく異なり、治療薬 A の治療効果のほうが大きい。

RCT		死亡数	全患者	死亡率	RRR	ARR	NNT
(A)	対象群	20	100	0.20	0.5	0.10	10
	治療群	10	100	0.10			
(B)	対象群	20	1000	0.02	0.5	0.01	100
	治療群	10	1000	0.01			

4 RCT（randomized controlled trial）

無作為化比較試験、ランダム化比較試験。新しい治療法が標準的治療法と比較して優れているかどうかを客観的に評価する目的で、患者を治療群と対照群に無作為に割り当てて行う比較試験。標準治療薬がなければ対照群にプラセボを投与する。同一治療で用量を変えて対照群と治療群とする場合もある。RCT を行うのは、少数例に対して小規模にある治療を行った場合に、1）たまたま連続して良好な効果が得られる、2）治療者の思い込みで効果があると考えてしまう、などのバイアスがかかり、治療に関する的確な評価ができなくなるリスクがあるため、それを回避することが目的である。

治療の効果は人種、年齢、性別、病状、薬物代謝などにより異なるため、治療群と対照群の治療開始時の初期状態（ベースライン）を類似させるための無作為割り付けが重要である。治療法の効果を正確かつ精密に測定できるエンドポイントの設定や各治療法の脱落者の取り扱いも重要である。

20
Keywords

5 サブ解析

RCTでは、説明変数（性別、年齢、等）が調整されて無作為に割り付けられ、二重盲検でエンドポイントが検討されるが、試験後に説明変数で層別化して、あるいは試験前にあらかじめ層別化することを設定して、サブグループに分けてエンドポイントを評価するのがサブ解析である。年齢、性別、合併症、検査値などによるサブグループ分析により、治療効果がどの患者群で認められたのかが明らかになり、実際の臨床で治療を行う際の参考にできる。ただし、サブ解析ではグループで対照群と治療群の患者背景が無作為割り付けされているわけではなく、標本サイズも小さく検出力が弱まるため、統計学的に無意味な場合や見かけの有意差が検出されることもあり、結果の解釈には注意が必要である。

6 メタ解析

一つの報告だけでは、バイアスや偶然のために真実とは違う結果になる可能性がある。また、正反対の結果が出るときもある。メタ解析は多数の臨床研究の結果を統計学的な方法で統合解析する方法で、多くの研究結果の積み重ねにより平均的効果を推定し、治療効果の一貫性と普遍性を科学的に証明する。

ガイドラインでは質の高いrandomized controlled trial（RCT）のメタ解析がエビデンスレベルで最も高く評価されている。メタ解析の結果は相対危険度やオッズ比で表され、95%信頼区間（95%の確率で存在する範囲）に1が含まれているかどうかで評価する。1が含まれていると有意とはいえない。

メタ解析は文献の収集と吟味の仕方で結果が左右されるため、文献検索や採用基準等の手順が重要である。対象患者数が多く、その背景が多岐にわたることから、どの単独の研究よりも検討結果をより大きな検出力で、より高い精度で見出すことができる。

7 CETP（Cholesteryl Ester Transfer Protein）

コレステロールエステル転送蛋白（CETP）は、コレステロールエステルをHDLからVLDLやLDLに転送する蛋白である。その欠損症（ヘテロ接合体、ホモ接合体）では高HDL-C血症が生じる。かつて高HDL-C症で動脈硬化は促進せずむしろ長寿をきたすとされたが、CETP欠損による高HDL-C血症の場合動脈硬化が進みやすいという報告もある。

8 IDL（intermediate-density lipoprotein）

中間比重リポ蛋白（IDL）は、超遠心法にて比重1.006〜1.019 g/mLに分画されるリポ蛋白を指す。VLDL（比重＜1.006 g/mL）が代謝される過程で生じるリポ蛋白で、LDL（比重1.019〜1.063 g/mL）に至る前のものを指す。III型高脂血症や腎機能低下

にともなう脂質異常症などにおいて IDL が増加する。

9　レムナントリポ蛋白（remnant lipoprotein）

　VLDL やカイロミクロンが代謝される間に形成されるリポ蛋白を指す。VLDL レムナント（IDL）とカイロミクロンレムナントを総称する。我が国では 2 種類のレムナントリポ蛋白測定法［免疫吸着法によるレムナント様リポ蛋白コレステロール（RLP-C）と直接測定法（RemL-C）］が保険承認されている。両者の相関性は高いが、RLP-C はカイロミクロンレムナントを比較的よく反映し、RemL-C は IDL との相関性の方が比較的高い傾向がある。なお欧米では主に、TC−LDL-C（直接法）−HDL-C（直接法）で算出する方法でレムナントコレステロールが測定されている。

10　LCAT（Lecithin：Cholesterol Acyl Transferase）

　血中でレシチンの脂肪酸を遊離コレステロールにエステル結合させる酵素である。本酵素活性の欠損は LCAT 欠損症と呼ばれ、血中の HDL-C やコレステロールエステル比は低値をきたす。臨床症状としては角膜混濁、時に腎障害を伴う。

11　LDL 受容体

　LDL はほとんどの細胞表面に存在する LDL 受容体を介して取り込まれる。この LDL 受容体およびその関連蛋白の欠損により発症するのが FH であり、ヘテロ接合体は約 300 人に 1 人の頻度である。LDL-C は幼少時から高値を示し、腱黄色腫（手背、肘、膝やアキレス腱など）あるいは皮膚結節性黄色腫を呈することが多く、若年から冠動脈疾患を発症するケースがある。キーワード「PCSK9（Proprotein Convertase Subtilisin/Kexin type 9）」も合わせて参照されたい。

12　Lp（a）

　Lp（a）は、LDL 粒子にアポ（a）が結合した粒子である。アポ（a）は線溶系のプラスミノーゲンに似た蛋白構造を持ち、プラスミノーゲン活性を阻害すると考えられる。Lp（a）高値は動脈硬化性疾患、とりわけ冠動脈疾患の危険因子である。

13　small dense LDL

　他のリポ蛋白分画と同様に、LDL 分画にも大きさの異なった粒子が存在している。LDL 分画のうち、そのサイズの小さいものが動脈硬化とより密接な関係にあり、これを small dense LDL と呼ぶ。サイズの小型化は血清 TG 濃度と正相関する。
　small dense LDL は酸化されやすいなどの特性がある。その検出はポリアクリルアミドディスクゲル電気泳動（PAGE）でも行える。その定量キットが販売されている

20/
Keywords

151

とともに体外診断用医薬品（IVD）として承認されているが、現時点では保険収載されていない。

14 CRP

C-reactive protein（C反応性蛋白：CRP）は、一般に炎症時、IL-1が組織から分泌されると肝臓で合成され血中に出現増加する。高感度CRPは動脈硬化進展あるいはその炎症過程の一つの指標になりうる。CRPは貪食作用を助けたり、補体の活性化を介して損傷部位の修復に働くと考えられている。

15 酸化LDL

LDLが何らかの修飾を受けて生成される変性LDLは血管内皮下でマクロファージに貪食され、泡沫細胞形成を促進するが、その代表的なものが酸化変性した酸化LDLである。酸化LDLの測定としては、MDA-LDLが保険収載され、冠動脈疾患既往歴のある糖尿病患者での測定が認められている。

16 植物ステロール

植物ステロールは植物の細胞を構成する成分の一つで、広く植物に含まれている。化学構造は動物性のコレステロールとよく似ているが、人間は植物ステロールを体内で合成することができないため、血液中には通常食事由来の植物ステロールが極めて微量に存在するに過ぎない。植物ステロールが体内に過剰に蓄積する病気がシトステロール血症であり、著明な黄色腫や早発性の動脈硬化症が特徴的な疾患である。

植物ステロールは小腸よりNPC1L1を介して取り込まれ、通常はABCG5、ABCG8を介して排出されているが、シトステロール血症ではABCG5、ABCG8の異常のため植物ステロールの体外排出が不充分となり体内に蓄積されると考えられている。

17 レムナント受容体

小腸で産生されるカイロミクロンや肝臓で産生されるVLDLなどのTGを多く含むリポ蛋白（TGRL：TG-rich lipoprotein）はリポ蛋白リパーゼの働きによってTGが水解し、レムナントに変換される。このレムナントを肝臓に取り込む役目を果たす蛋白がレムナント受容体である。レムナントの取り込みはLDL受容体やVLDL受容体も行っているが、LDL受容体ファミリーに属するLDL受容体関連蛋白（LRP：LDL receptor-related protein）および、Lectin-like oxidized low-density lipoprotein（LDL）receptor-1（LOX-1）などが関与し、heparin-sulfate proteoglycan（HSPG）が補助的に働いているなどと考えられている。

18　プラーク破裂（plaque rupture）

　心筋梗塞や不安定狭心症などの急性冠症候群で血管内腔が閉塞するのは、プラークが破裂し、内腔に血栓が形成されるためと考えられている。プラークには１）厚い線維性被膜に覆われ、破裂しにくい安定プラークと、２）脂質成分が豊富で、かつ線維性被膜が極めて薄いため、破裂しやすい不安定プラークがある。不安定プラークではマクロファージや平滑筋細胞、リンパ球などの炎症細胞が多く存在する。

　特にマクロファージは線維性被膜の主要構成マトリックスであるコラーゲンの分解を行う酵素（メタロプロテアーゼ）を発現し、コラーゲンの分解に寄与し、プラークの脆弱性を高めると考えられる。不安定プラーク内には新生血管も認められ、これがプラーク内での出血や浮腫の原因となり、プラーク内圧を高めて破裂につながる可能性もある。また、血圧の変化、心拍数や血流の変化など機械的な血管内腔の変化もずり応力の変化や内皮細胞機能の障害によりプラーク破裂につながると考えられている。プラークの不安定化の指標となるバイオマーカーの確立が待たれる。

19　プラークの安定化（plaque stabilization）

　プラークの安定化とは、1990年代にスタチンによる脂質低下療法によるイベント抑制効果と血管造影上のプラークの退縮との矛盾・不一致を説明するために生まれた概念である。すなわち、冠動脈疾患患者を対象とした二次予防試験において、スタチン治療により血管造影上は冠動脈狭窄に大きな変化を認めないにもかかわらず、20〜30％のイベント抑制効果があることを、プラークの安定化という考えにより説明しようとするものである。これは血清のLDL-C低下とともにプラーク内の脂質、特にコレステロールエステルが減少し、泡沫化したマクロファージが減少することになる。その結果、マクロファージからのメタロプロテアーゼの活性低下により線維性被膜が保たれて破裂しにくくなるためと考えられている。また、スタチンの多面的作用としてプラークへの直接的な作用の存在も示唆している。すなわち、スタチンにより炎症細胞による血小板反応性が減少することによって血栓症リスクが低下し、内皮機能の改善がみられることにより、プラークの退縮率に比べて、大きなイベント抑制効果が観察されるのではないかと考えられている。

20
Keywords

20　中鎖脂肪酸トリグリセライド（MCT）

　炭素数８または10からなる中鎖脂肪酸（MCFA）からなるTG。MCAは水溶性が高いためにミセル化されずに吸収され、門脈を経て肝臓に運ばれ、カルニチン結合を必要とせずに速やかにβ酸化を受ける。カイロミクロンを形成しないため、高カイロミクロン血症におけるTG低下の目的に使用される。飽和脂肪酸であることからLDL-Cの上昇、また下痢や腹痛を起こすことがあり、過剰摂取にならないようにする。

21 食物繊維

炭水化物のなかで、ヒトの消化酵素で消化されない食物中の難消化性成分の一部を食物繊維（dietary fiber）という。食物繊維は、不溶性食物繊維（セルロース、リグニン、キチンなど）と、水溶性食物繊維（難消化性デキストリン、イヌリン、グァーガムなど）に分類され、植物や海藻などに存在する。不溶性は便秘の改善作用、水溶性は胆汁酸やコレステロール吸着による血清コレステロール濃度の正常化、腸内細菌叢バランスの改善、血糖上昇抑制作用などをもつ。水溶性食物繊維には、難消化性糖質とも呼ばれる難消化性オリゴ糖（トレハロースやラフィノースなど）や糖アルコール（キシリトールやソルビトールなど）があり、食品に含まれたり甘味料として使われたりする。

22 単糖類、少糖類（二糖類を含む）、多糖類

単糖類は、炭水化物の最小の構成単位で、五炭糖のリボース、デオキシリボース、キシロースなどと六炭糖のブドウ糖（グルコース）、果糖（フルクトース）、ガラクトースなどがある。2分子以上の単糖が結合したものが少糖類で、そのうち二糖類には、ショ糖［スクロース（砂糖）＝ブドウ糖＋果糖］、乳糖（ラクトース＝ブドウ糖＋ガラクトース）、麦芽糖（マルトース＝ブドウ糖＋ブドウ糖）がある。多糖類は単糖類が多数重合したもので、でんぷんやグリコーゲン、食物繊維などを含む。ブドウ糖はエネルギー源となり、果糖やガラクトースは肝臓や小腸などでブドウ糖に変換されてエネルギー源となる。ブドウ糖は小腸での吸収が早く、血糖を速やかに上昇させる。果糖を含む清涼飲料などの加工食品や砂糖の摂取で、血清 TG 値の上昇、体重の増加、糖代謝異常の増悪が認められることがある。

23 HMG-CoA 還元酵素

コレステロールは、生体で酢酸から合成されるが、途中の代謝産物である hydroxymethylglutaryl CoA をメバロン酸にする酵素が、hydroxy methylglutaryl CoAreductase（略して、HMG-CoA 還元酵素）であり、コレステロール合成経路の律速酵素である。その阻害によって細胞内コレステロールが低下し、結果として LDL 受容体の合成が亢進することにより、LDL の異化が促進され、LDL-C が低下する。現在、わが国では 6 種類の HMG-CoA 還元酵素阻害薬（スタチン）が臨床応用されている。

24 小腸コレステロールトランスポーター（NPC1L1）

生体へのコレステロールの供給は、肝臓での合成と小腸からの吸収で行われている。小腸から吸収されるコレステロールは食事由来のものと胆汁由来のものがある。一般に人は1日 300〜500 mg のコレステロールを食事より摂取し、その約50%（150〜250 mg）を吸収していると考えられている。

　また肝臓でコレステロールを主成分として合成された胆汁酸はその約95％が小腸で再吸収されている。食事中と胆汁中のコレステロール（1日約 800〜2,000 mg）の吸収をつかさどっている蛋白が、小腸に存在する NPC1L1（Niemann-Pick C1 like 1 protein）である。NPC1L1は空腸上皮細胞の刷子縁に存在する蛋白で、コレステロールと植物ステロールのトランスポーターとして作用している。NPC1L1をノックアウトしたマウスでは、小腸からのコレステロールの吸収が約30％にまで低下することが示されている。

25　PCSK9（Proprotein Convertase Subtilisin/Kexin type 9）

　PCSK9 遺伝子は LDLR、APOB 遺伝子にリンクしない FH 家系から 3 番目の原因遺伝子として2003年に同定された遺伝子である。本来 LDL 受容体蛋白は LDL を結合・取り込み後にリサイクルされるが、PCSK9は分子シャペロンとして LDL 受容体に結合し、ライソゾーム内での分解を誘導し、リサイクルを阻害する。

　FH の原因となる PCSK9変異は機能獲得型変異で、わが国の FH では約 5 ％が PCSK9 変異による。逆に PCSK9 機能喪失型変異では、LDL-C の低下に伴う大幅な心血管リスク低下が海外の大規模コホート研究で確認されている。

　また、スタチンは、細胞内コレステロール合成抑制から転写因子 SREBP-2 の発現を亢進させて LDL 受容体発現を増加させるが、SREBP-2 は同時に PCSK9 も増加させることで、スタチンによる LDL 受容体発現増量効果を減弱させる。これらの知見に基づき PCSK9 阻害薬が開発され、現在抗体医薬エボロクマブが保険収載されている。本薬剤はスタチンに加えることにより LDL-C をさらに60％程度低下させる。これまでの報告では安全性に関する問題は指摘されていない。FOURIER 試験では、動脈硬化性疾患のハイリスク群においてスタチンにエボロクマブを追加することによりプラセボ群より有意に心血管イベントを抑制することが報告されている。PCSK9 阻害薬は、FH や既存薬最大耐用量で LDL-C 低下が不十分なハイリスクの動脈硬化性疾患の二次予防患者が良い適応となる。また PCSK 阻害薬は原則としてスタチン最大耐用量投与時に併用するが、スタチン不耐の場合には単独使用可とされている。

　なお PCSK9 阻害薬は LDL 受容体を欠損する FH ホモ接合体での効果は限定的であり、逆に PCSK9 阻害薬が効果不十分な場合は LDL 受容体異常による FH ホモ接合体を疑う。

20／Keywords

26　MTP（Microsomal Triglyceride Transfer Protein）

　MTP（ミクロソームトリグリセライド転送蛋白）は、常染色体劣性遺伝疾患である無 β リポ蛋白血症の原因遺伝子として1993年に同定された。MTP は翻訳されたアポリポ蛋白 B を小胞体内で安定させ、TG などの脂質の転送を促進する。このため MTP は、肝細胞ではアポリポ蛋白 B-100からの VLDL 合成、小腸細胞においてアポリポ蛋白 B-48からのカイロミクロン合成に必須である。MTP 阻害薬は FH ホモ接合体患者に治療薬として保険収載されている。

27 食後高脂血症

　Zilversmit らにより食後増加するレムナントリポ蛋白が動脈硬化惹起性であること
が提唱されて以来、食後高脂血症の ASCVD リスク上昇に関する臨床的意義が確立し
てきた。わが国の疫学成績では随時（非空腹時・食後）TG の高値による冠動脈疾患
リスクの上昇（随時 TG 値が 167 mg/dL 以上で冠動脈疾患リスクが 2 〜 3 倍、210
mg/dL 以上で ASCVD 死亡リスクが1.56倍）が認められている。また海外では MRFIT
のサブ解析にて随時 TG は 200 mg/dL 以上で冠動脈疾患ハイリスクであり、欧州の
大規模観察研究では随時 TG が 175 mg/dL より高値では心筋梗塞のリスクが約 2 倍
以上になる。欧米では 175 mg/dL 以上の高 TG 血症が持続する状態は ASCVD のリ
スク増強因子であるとされ、随時の血清 TG は 175 mg/dL 以上が脂質異常のカット
オフ値として設定されている。わが国の診断基準においても、空腹時 TG 150 mg/dL
以上、随時 TG 175 mg/dL が脂質異常症の診断基準として設定されている。

脂質異常症診療ガイド Q&A

I．脂質の検査・評価

Q1 高脂血症と脂質異常症の違いは何ですか？「高脂血症」という診断名は使ってはいけないのですか？

A 　LDL-C 高値や TG 高値は動脈硬化性疾患との関連が深い病態ですが、HDL-C 低値も動脈硬化性疾患と非常に関係の強い病態です。「脂質異常症」という診断名が使用される以前は「高脂血症」という診断名がこれらすべての病態に対して使われていましたが、文字通り脂質値が高くなる場合（LDL-C、TG）のみならず、HDL-C が低くなる場合も含めての診断名が「高脂血症」であったため、違和感がありました。それゆえ 2007年の動脈硬化性疾患予防ガイドライン改訂に際し、診断名「高脂血症」を「脂質異常症」に改訂することになったわけです。また、このように改訂することにより、低 HDL-C 血症も動脈硬化性疾患の危険因子として強く認識していただきたい、との意図も込められました。以上の経緯から高 LDL-C 血症や高 TG 血症といった脂質値が高くなる病態に対しては、「高脂血症」という診断名を使用することは特に問題はありません。

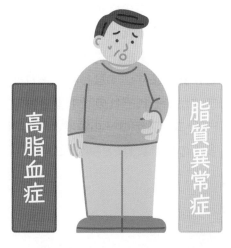

Q2 なぜ脂質異常症を診断し、治療することが必要なのですか？

A 　脂質異常症は動脈硬化を進行させる要因となります。脂質異常症の治療は動脈硬化を予防する効果があります。現在動脈硬化が進行している場合や動脈硬化のリスクが高い場合は、動脈硬化を進行させないために脂質異常症の治療が重要となります。
　「脂質（血清脂質）」は血液中を流れるコレステロールやトリグリセライド（TG）などの脂肪分のことです。脂質異常症は血液中の脂質の代謝に異常がある状態です。脂

質異常症と診断されるのは、高 LDL-C 血症、高 TG 血症、低 HDL-C 血症の場合です。これらの脂質異常症は心筋梗塞や脳梗塞、閉塞性動脈硬化症などの動脈硬化性疾患の原因となります。動脈硬化性疾患は総死亡の約22%を占め、発症すると日常生活の質が低下する可能性もある重篤な病気です。加齢、性別（男性）、冠動脈疾患の家族歴、糖尿病、高血圧、喫煙、脂質異常症などが動脈硬化性疾患の危険因子ですが、脂質異常症はこれらの危険因子のなかでも非常に重要な危険因子であることがさまざまな研究で示されています。

脂質異常症は長年の蓄積により動脈硬化を進行させますが、早期に介入することで心筋梗塞や脳梗塞などの発症の予防ができます。また適切な治療により動脈硬化の改善も期待できます。脂質異常症を指摘された時に症状がなくても、放置すると動脈硬化が進行し、やがて命を脅かす重篤な病気が生じる可能性があります。このようなことから脂質異常症を指摘された場合、動脈硬化性疾患がどのくらい進行しているか、これから発症するリスクがどのくらい高いかを確認し、リスクの程度に応じて脂質異常症の治療の必要性を検討することや、動脈硬化性疾患を予防するために脂質異常症を改善することが推奨されています。

Q3 善玉・悪玉コレステロールという表現は、患者さんにどう説明すればいいですか？

A コレステロールは脂質の一つで、細胞膜の構成成分や性ホルモンなどのステロイドホルモンの原料となる体に必須の脂質であり、そもそもコレステロールという物質そのものに善悪はありません。また、脂質はタンパク質とともに構成されたリポ蛋白に含まれて血液中を運搬されますが、リポ蛋白には LDL（低比重リポ蛋白）や HDL（高比重リポ蛋白）などがあります。すなわち、それぞれのリポ蛋白に含まれるコレステロール自体は同じですが、それぞれのリポ蛋白のコレステロール量が血液検査で LDL コレステロール、HDL コレステロール濃度として測定され、脂質代謝異常の有無が判定されています。多くの疫学調査の結果、LDL コレステロール値が高い場合には心疾

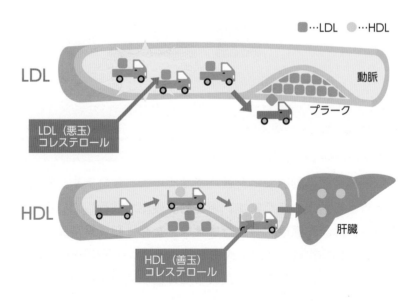

患による死亡や心筋梗塞など動脈硬化性疾患の発症が増加し（「悪い」）、逆に HDL コレステロール値は低い場合にその発症が増加する、すなわち、高いことが「善い」ことから、悪くするもの、善くするものとして対比してニックネームのように使われています。日常生活において動脈硬化性疾患を予防し、また適切な治療を行うために、"悪玉" な LDL コレステロールを減らし（過剰な肉や乳製品を避け、魚を摂る）、"善玉" な HDL コレステロールを増加させる（禁煙し、十分な運動を行い、肥満を解消する）ように努めることを提案してください。なお、日本における疫学的な研究からも、HDL コレステロールが極めて高値（80-100 mg/dL 以上）の場合は動脈硬化が増える可能性も指摘されており、「HDL コレステロールが高い」＝「動脈硬化が少ない」とは限りません。

Q4　TC（総コレステロール）は測定しなくてよいのですか？

TC 値は Friedewald 式で LDL-C 値を算出したり、non-HDL-C 値を算出する場合に測定が必要です。現在は LDL-C は直接測定法での測定は可能ですが、現在までの多くの疫学研究や介入試験では Friedewald の式で計算した LDL-C 値が用いられてきたという経緯があります。ただし、Friedewald の式は随時（非空腹時）検体や TG ≧400 mg/dL では使用できません。

随時検体または TG 値が 400 mg/dL 以上の場合は、non-HDL-C（＝TC－HDL-C）を用いることができます。脂質異常症診断基準の判定値と管理目標値は、それぞれ当該の LDL-C 判定値・目標値に 30 mg/dL を加えたものとしますが、TG ≧600 mg/dL の検体では正常のカイロミクロンや VLDL のコレステロールも多く含まれてくるため、non-HDL-C の評価の正確性は担保できなくなるので注意が必要です。

TG 値と TC 値（または non-HDL-C 値）の両方が高値の症例の中には、レムナントリポ蛋白が増加し動脈硬化リスクが高いⅢ型高脂血症が潜んでいる可能性があり、TC 値の測定は見逃し予防に重要です。Ⅲ型高脂血症の診断にはリポ蛋白分画やアポリポ蛋白の測定が有用です。

Q5　LDL-C の測定法に計算式と直接法がありますがどう使い分ければよいですか？違いと使い方を教えてください。

LDL-C 値を求める計算式（Friedewald の式）では、TC（mg/dL）から HDL-C（mg/dL）を引き、さらに TG（mg/dL）を 5 で割った値を引いて LDL-C を算出します。TG 値を 5 で割る理由は VLDL に含まれるコレステロールが、TG の 5 分の 1（重量比）に相当するためです。ただし、この式は TG ≧400 mg/dL または随時検体では使用できません。TG が著明高値の場合は VLDL やカイロミクロンのコレステロールが TG の 5 分の 1 よりも少なくなり、LDL-C が実際の値よりも低く算出されます。このような場合は直接法が勧められます。

一方、我が国で開発された直接法（またはホモジニアス法）は、界面活性剤などで

LDL 以外のリポ蛋白質を破壊するか、逆にこれらを保護することにより、LDL に含まれるコレステロールだけを測定する方法です。直接法は再現性が良く、空腹時でも随時でも測定できますが、LDL の組成が著しく正常と異なる場合には使用できません。例えば、①著明な低 LDL-C 血症（＜20 mg/dL）、②著明な高 TG 血症（＞1,000 mg/dL）、③著明な高 HDL-C 血症（＞120 mg/dL：LDL の組成も異常となるため）、④胆汁うっ滞性肝障害などがこれに相当します。このような場合は計算式を使うのがよいです。

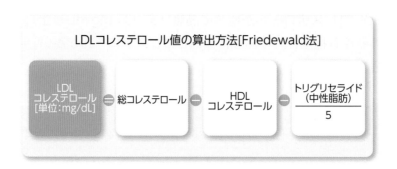

LDLコレステロール値の算出方法[Friedewald法]

LDLコレステロール[単位:mg/dL] ＝ 総コレステロール － HDLコレステロール － トリグリセライド（中性脂肪）／5

Q6 non-HDL-C とは何ですか？また、どのような場合に使えばよいですか？

A non-HDL-C は TC から HDL-C を差し引いたものです。LDL に加え、レムナントリポ蛋白のコレステロールも含まれており、動脈硬化惹起性を反映する指標のひとつです。脂質異常症の診断は空腹時採血で行われ、LDL-C は Friedewald の式（F 式：TC－HDL-C－TG/5）を用いて算出することを基本としますが、食後採血や TG が 400 mg/dL 以上の場合は F 式を用いることはできませんので、LDL-C 直接法で LDL-C を測定するか、non-HDL-C（TC－HDL-C）を用います。non-HDL-C は冠動脈疾患の発症・死亡を予測しうる有用な指標であり、170 mg/dL 以上を高 non-HDL-C 血症、150～169 mg/dL を境界域 non-HDL-C 血症と定義されています。リスク管理目標としても、先ず LDL-C の目標の達成を目指し、次に non-HDL-C を動脈硬化惹起性のレムナントリポ蛋白増加の指標として捉えその目標達成を目指します。なお、LDL-C に＋30 mg/dL が non-HDL-C の値に相当しますが、高 TG 血症を伴わない場合には＋30 mg/dL よりは小さくなること、TG が 600 mg/dL を超えると、non-HDL-C 評価の正確性が担保されないことに留意してください。

Q7 HDL は量よりも質が大切だと聞いたことがありますが、どういうことですか？

A HDL コレステロール（HDL-C）値の増減は冠動脈疾患の発症と関係し、従来から HDL-C 低値は冠動脈疾患発症リスクの増加につながり、逆に HDL-C 高値は冠動脈疾患発症リスクの低減につながると考えられてきました。そもそも、リポ蛋白である HDL 粒子はコレステロールを動脈硬化プラークから引き抜くなどさまざまな機能があり、このためこの HDL 粒子が正常に働く場合には、HDL 粒子の数が多い結果として

の HDL-C 高値は動脈硬化を抑制し、逆に低値は動脈硬化を進行させることになります。しかしこの HDL の機能に異常があるときにはそうならないことが知られています。例えば、HDL によるコレステロールの引き抜き能力が低いと HDL-C の値によらず冠動脈疾患が増加することがわかっています。また、HDL の代謝に関連する SR-BI や CETP の機能低下は高 HDL-C 血症を呈しますが、このような場合には動脈硬化プラークからコレステロールを引き抜く能力が低下しており冠動脈疾患は増加します。そして、逆に低 HDL-C であっても、アポ A-Ⅰ Milano の変異や LCAT 欠損症では冠動脈疾患が増加せずむしろ低下します。動脈硬化性疾患リスクの増減には HDL-C の量により推定することが可能ですが、HDL 粒子の「質」としての HDL 粒子の機能がより重要だと現在では考えられています。

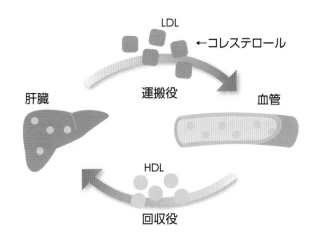

<table>
</table>

LDL　←コレステロール

運搬役　　血管

肝臓

HDL

回収役

<table>
<tr><td>**Q8**</td><td>高 HDL-C 血症はリスクになるのでしょうか？治療はどうしたらよいですか？</td></tr>
</table>

 　極端な高 HDL-C 血症では冠動脈疾患も死亡も増加することが報告されています。したがって、極端な高 HDL-C 血症を呈する患者には非侵襲的検査を用いた動脈硬化の評価を検討します。頸動脈エコー、心臓 CT などの検査で動脈硬化の所見が認められた場合には、HDL-C 以外の動脈硬化性疾患の危険因子である、LDL-C、non-HDL-C、糖尿病、高血圧、喫煙の管理をよりしっかり行う必要があります。薬物治療にあたってはスタチン以外に検討する薬剤としてプロブコールがあります。プロブコールには HDL-C 低下作用があり、冠動脈疾患発症抑制効果を示した臨床試験もあるので、使用を考慮してもよいでしょう。ただし、QT 延長の副作用があるので、すでに QT 延長が確認されている場合や、QT 延長効果のある他の薬剤を併用する場合には注意が必要です。

21

脂質異常症診療ガイド Q&A

Q9 HDL-C だけが低値の場合にはどうしたらよいですか？

　HDL-C が 25 mg/dL 未満のような極端な低値の場合は、タンジール病、LCAT 欠損症、アポ A-Ⅰ欠損症などの遺伝性低 HDL 血症の可能性があります。その場合は専門家にご相談ください。低 HDL-C 血症のうち、タンジール病、LCAT 欠損症は、2015年から指定難病になっており、医療費助成の対象となることがあります。ここまで極端な低値ではない場合は、2次性の低 HDL-C 血症が疑われます。低下をきたす原因として、外科手術後、肝障害（特に肝硬変や重症肝炎、回復期を含む）、全身性炎症性疾患の急性期（急性心筋梗塞を含む）、自己免疫疾患、過去 6 か月以内にプロブコールの内服歴、特にフィブラートの併用（プロブコール服用中止後の処方も）がないか検索してください。喫煙、肥満、運動不足などでも HDL-C が低下することが知られています。これらの問題があれば、禁煙、減量、有酸素運動の励行をご指導ください。

Q10 TG は空腹時と非空腹時のどちらを使うべきですか？

　今までは10時間以上の空腹時 TG が 150 mg/dL を超える状態を高 TG 血症と定義し、治療の必要性を検討していました。最新の研究でも空腹時の TG がこのレベルから心血管疾患の発症リスクが高くなることが示されています。一方、人間は空腹の時よりも非空腹の時間が長いため、非空腹時 TG の高値が心血管疾患のリスクと関連するかどうかが注目されていましたが、多くの研究で非空腹時 TG が高い場合もリスクが高くなることがわかってきました。そのため今回新たに随時採血で 175 mg/dL 以上を高 TG 血症とする新しい基準値が追加されました。なお非空腹時ではなく「随時」となっているのは、空腹かどうか不明の場合も含むためです。治療目標値も空腹時の TG では 150 mg/dL 未満を、随時の TG では 175 mg/dL 未満を目指します。なお空腹時 TG が基準値未満でも、随時では高 TG 血症になる人もいます。そのため診療の経過で採血条件を変えてみて、食後高 TG 血症がないかどうか確認することも必要です。

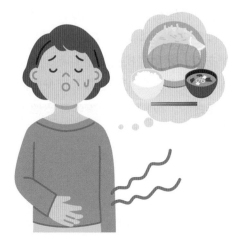

Q11 脂質異常症診断基準の中になぜ「境界域」の診断基準があるのですか？

A 　2017年版ガイドラインから、LDL-C と non-HDL-C の診断基準に"境界域"の診断基準が設定されています。高 LDL-C 血症の診断基準値は冠動脈疾患の発症リスクが２倍以上になる 140 mg/dL 以上、これに対応する高 non-HDL-C 血症の基準値として170 mg/dL が設定されているのですが、LDL-C 値と動脈硬化性疾患の発症リスクの関係は連続的で、また、LDL-C 以外の危険因子との重複により動脈硬化性疾患の発症リスクは上昇します。そこで、他の危険因子の重複の影響を慎重に評価すべき境界域として、LDL-C 120～139 mg/dL、non-HDL-C 150～169 mg/dL が設定されました。健診や日常臨床でのスクリーニング検査で境界域の値を示す場合には、管理目標値がLDL-C 120 mg/dL（non-HDL-C 150 mg/dL）未満である糖尿病や慢性腎臓病、末梢動脈疾患などの高リスク病態の合併がないか検討し、治療の必要性を考慮してください。

Q12 脂質異常症の診断と治療で LDL-C 値による評価を重視するのはどうしてですか？

A 　動脈硬化巣のプラーク内部にはコレステロールが沈着し、このコレステロールの多くは LDL に由来するものであることが判明しています。また血液中の LDL-C を低下させることで動脈硬化性疾患が減少することも確認されています。このように、さまざまなリポ蛋白のうち LDL に含まれるコレステロールが、動脈硬化と密接に関係します。日本人には、HDL-C が高値の人も少なくないため、TC が高くても LDL-C は正常である人がしばしば認められます。したがって動脈硬化を的確に予防するためには、TC よりも LDL-C に注目する必要があります。動脈硬化のリスクが高く、真に治療を必要とする人たちを正確に識別するためにも、LDL-C に注目する必要があるわけです。

Q13 コレステロール値を下げすぎてはいけないのですか？コレステロールが高い方が長生きだと聞きましたが本当ですか？

A 　コレステロールが低い方ががんや脳卒中（特に脳出血）の死亡率が高いという結果が、時々、ニュースなどで取り上げられることがあります。主な論調は、日本人ではコレステロールが低い方が死亡率が高く、コレステロールが高い方がむしろ長生きだというものが多いようです。実は、外国の研究でもコレステロールが低いといろいろな病気の死亡率が高くなることが20年以上前から報告されていて、これは別に日本人特有の現象ではありません。そしてその多くは追跡調査における「見かけ上の関係」に過ぎないという結論になっています。

　例えばがんと低コレステロールの関連については、採血した時に本人が気づかないうちにかかっているがんの影響で、コレステロールが低くなっている可能性が指摘されています。つまり低コレステロール血症でがんになるのではなく、がんがあるからコレステロールが下がっているわけです。また原発性肝臓がんの前病変として肝硬変

があることはよく知られていますが、肝硬変ではコレステロールの合成低下を伴うため、あたかも低コレステロール血症が原因で肝臓がんになったように見えてしまいます。さらに低コレステロールと肺がんの関連は喫煙者でのみで観察されることが多く、これも喫煙に伴う慢性閉塞性肺疾患のためにコレステロールが低下していると考えられています。

一方、スタチンなど薬剤を用いてコレステロールを下げた場合にがんが増えたという結果は報告されていません。しかしながら、投薬後、予想よりもコレステロール値の低下が非常に大きい場合などは、がんなど消耗性疾患が隠れている可能性を考慮して検査する必要があります。

また、脳出血と低コレステロール血症については、低栄養で脳血管が脆弱になっていることが原因と考えられてきました。しかしながら高コレステロール血症およびコレステロール値が正常の患者さんにおいてスタチン等の薬剤でコレステロール値を下げた場合に脳出血が増加するという明らかなエビデンスはなく、通常の治療の範囲内では心配しなくて良いと思われます。仮に低コレステロール血症が脳出血の危険因子だとしても、正常血圧者の脳出血のリスクは非常に小さいため、血圧管理をきちんと行えば特に心配はないと考えられます。プライマリケアの現場では、コレステロールが低いことではなく、低くなっていくこと（これはがんなどコレステロールが低下していく病気の存在を疑わせる）に留意する、そして血圧の管理をきちんと行うことが現実的な対処法です。

Q14 食後高脂血症（食後高 TG 血症）の評価法について教えてください。

血清中の TG 値は食事内容や食後時間によって大きく変動します。それゆえ、食後の採血では TG 値が空腹時よりも上昇して脂質異常症の診断が困難になるため、長らく空腹時の TG 値での評価がなされてきました。しかし、人におけるさまざまな疫学研究や脂肪負荷試験の結果から、食後に血清 TG 値が異常に上昇し、そのピークが遅延・遷延する食後高脂血症（あるいは食後高 TG 血症）では、動脈硬化性疾患と関連することがわかっています。そのため、動脈硬化性疾患予防ガイドライン2022年版では、脂質異常症診断基準に随時（非空腹時）TG 値 175 mg/dL 以上が加わりました。

さて、食後高脂血症の確実な評価法としては、あらかじめ定められた量の脂質や糖質を含む検査食を摂取し、その後経時的に採血を行う脂肪負荷試験が広く用いられています。カナダでの検討では、一般の人々では食後2–3時間の TG 値は空腹時と比べ平均で20–30 mg/dL 程度上昇していることが確認されています。また、食後には、TG を多く含み動脈硬化プラークの原因となるレムナントリポ蛋白が増加しますが、特に小腸由来のカイロミクロンレムナントが増加します。このカイロミクロンレムナント 1 粒子に 1 個含まれるアポリポ蛋白 B-48 濃度は食後に上昇するだけでなく、空腹時の値の高値が食後高脂血症と関連することも報告されています。

レムナントの評価には、レムナントコレステロール（RLP-C あるいは RemL-C）の測定が可能です。非空腹時の non-HDL-C（＝TC－HDL-C）は、LDL-C とレムナント

コレステロールのいずれの上昇によっても増加する指標なので、LDL-C が基準範囲である時に non-HDL-C が増加している症例ではレムナントが増加していると評価できます。これらの測定を組み合わせて食後高脂血症の存在を判断いただくことが動脈硬化性疾患のリスクの評価に有用です。

Q15 small dense LDL の測定法や日常臨床での対応を教えてください。

LDL は密度 1.019〜1.063 g/mL に分布し、粒子平均径は 20〜26 nm といわれていますが、small dense LDL（sd LDL）は LDL の中でも直径が小さく、密度が高い粒子に相当します。一般的には直径 25.5 nm 以下の LDL 粒子で、比重は 1.044〜1.063 g/mL に分布しています。

臨床的には、2 〜16％ポリアクリルアミド・グラジエントゲルを用いた電気泳動（PAGE）による LDL 粒子の移動度から、sd LDL の出現を判定します。簡易的には 3 ％ポリアクリルアミドゲル（単一濃度）を用いて判定できます。後者では、VLDL のピークから HDL のピークまでの距離＝a、LDL までの距離＝b とし、b/a（基準値：＜0.4）が大きければ sd LDL と判定します。

ポリアクリルアミドディスクゲル電気泳動法を用いた測定はリポ蛋白分画（PAG ディスク電気泳動法）として保険診療上認められている方法ですが、国際的にはグラジエントゲルを用いた電気泳動による方法が認知されています。2017年 8 月には、直接法による定量法が sd LDL-C として米国食品医薬品局（FDA）に承認されました。その後わが国では、sd LDL-C 測定試薬が2021年10月に体外診断用医薬品として製造販売承認が取得され、近い将来に保険承認が期待されます。

sd LDL の出現は耐糖能異常に伴う高 TG 血症や内臓脂肪の蓄積したメタボリックシンドロームで高頻度に認めます。血清脂質値が異常を示さない例（正脂血症例）でも耐糖能異常があれば sd LDL を認めることがよくあります。したがって、sd LDL を減ずるためにはその原因である耐糖能異常、高 TG 血症や内臓脂肪蓄積を是正することで sd LDL が減少すると考えられます。

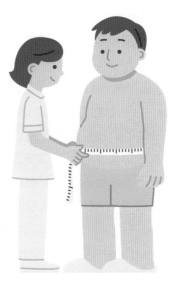

脂質異常症診療ガイド Q＆A

Q16 高レムナント血症の測定法や日常臨床での対応を教えてください。

レムナントは小腸由来のカイロミクロンや肝臓由来の VLDL などの TG に富むリポ蛋白が、血中でリポ蛋白リパーゼの作用により変化した中間代謝産物です。レムナントは LDL と同様に動脈硬化惹起性であり、III 型高脂血症、家族性複合型高脂血症、糖尿病性高 TG 血症、メタボリックシンドローム、慢性腎臓病などで増加しており、これら疾患の動脈硬化性疾患発症の増加に関与していると考えられます。

レムナントの血中での増加は、従来リポ蛋白電気泳動での broad β パターンやミッドバンドの出現にて判定していましたが、現在、血中レムナント濃度を反映するレムナント様リポ蛋白コレステロール測定による定量的評価（RLP-C あるいは RemL-C）が可能です。また、リポ蛋白分画（HPLC 法）を用いた場合、中間比重リポ蛋白（IDL）コレステロールが LDL や VLDL などのコレステロール濃度とともに同時に測定できます。欧米で測定されているレムナントコレステロールは、non-HDL-C から LDL-C（直接法）を引いて算出されています。

高レムナント血症の治療には生活習慣改善が基本ですが、薬剤としてはフィブラート系薬、n-3 系多価不飽和脂肪酸やニコチン酸誘導体などが有用です。また、スタチンやエゼチミブにもレムナント低下効果があり、特に高 LDL-C 血症合併例には有用です。レムナントの高い患者さんでは耐糖能障害や高血圧などをしばしば合併するため、動脈硬化性疾患予防の観点から、それらの管理も重要です。

Q17 リポ蛋白（a）が高い時のリスクと治療すべきかについて教えてください。

リポ蛋白（a）[Lp（a）] は、LDL 粒子のアポリポ蛋白 B-100 にアポ（a）がジスルフィド結合したリポ蛋白です。アポ（a）は血液線溶系のプラスミノゲンと相同性が高く、クリングルIV という環状分子構造の繰り返し数が個人個人で異なるため、分子量を含む表現型も人それぞれであり、概して大分子量であるほど Lp（a）濃度は低いと考えられています。血中 Lp（a）濃度は腎不全やホルモンの影響などにより多少変化しますが、濃度の90%程度は遺伝的に規定されています。また人種差も報告されています。

Lp（a）の基準値は本来アポ（a）の表現型により個別に決めるべきと考えられていますが、一般的に高 Lp（a）血症の定義は 30 mg/dL 以上または 50 mg/dL 以上とされています。現在までに Lp（a）濃度が高いと冠動脈疾患（CAD）のリスクが上昇することが多数報告されていますし、ニコチン酸誘導体やエストロゲンや PCSK9 阻害薬には Lp（a）濃度を低下させる効果があることも報告されています。しかし、Lp（a）濃度を下げることにより CAD のリスクが低下したという直接的なエビデンスはまだありません。

以上から現時点では、Lp（a）濃度が 30 mg/dL を超える症例は CAD の高リスク患者と考え、LDL-C 値をはじめとした介入可能な危険因子の管理をより厳格に行う、

あるいは LDL-C 管理目標値を低く設定するなどの対応を行うのがよいと考えます。現在、Lp（a）を著明に低下させる核酸医薬や低分子薬の開発が進められており、Lp（a）を低下させると動脈硬化性疾患を予防できるか検討する臨床試験の結果が待たれるところです。

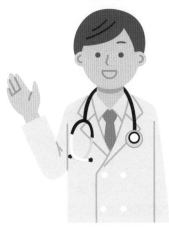

Ⅱ．リスクスコア・管理目標値

Q18　吹田スコアから久山町スコアに変更となったのはなぜですか？

A　吹田スコアは10年以内の冠動脈疾患（急性心筋梗塞や狭心症）の発症確率を予測する有用な予測ツールです。一方、欧米の同様の予測ツールでは、冠動脈疾患と脳卒中を合わせた心血管疾患の発症確率を予測するものが主流となっています。わが国でも久山町の2018年公表のスコア、吹田研究の新しいスコア（2020年）など心血管疾患を予測するツールが公表されています。しかし脳卒中は、脳内出血、くも膜下出血、脳梗塞というタイプがあり、さらに脳梗塞は心原性塞栓、ラクナ梗塞、アテローム血栓性梗塞というタイプに分かれます。なお現在、日本では、出血性脳卒中（脳内出血、くも膜下出血）、心原性塞栓、ラクナ梗塞、アテローム血栓性梗塞の発症数はほぼ同数で、各25％程度ずつと考えられます。このうちその発症が脂質異常症（高 LDL-C 血症）と正の関連を認めるのは、冠動脈疾患と病理学的に同じ粥状硬化を示すアテローム血栓性梗塞だけです。欧米ではもともと冠動脈疾患が多い上、脳卒中の中でもアテローム血栓性梗塞が多いと考えられるため、冠動脈疾患と脳卒中をひとまとめにしてもあまり問題はありませんでした。ところが日本の場合、脳卒中が多い上、その４分の１しか高 LDL-C と関連しないため、ひとまとめにすると脂質管理目標の設定が困難になります。そのような中、冠動脈疾患とアテローム血栓性梗塞を合わせた真の動脈硬化性疾患を予測するスコアとして久山町研究の最新スコア（2022年、早期公開は2021年）が公表されました。そのため今回はこのスコアを絶対リスク評価に用いることになりました。

脂質異常症診療ガイド　Q&A

Q19 久山町スコアには TG 値が含まれていませんが、高 TG 血症は冠動脈疾患のリスクではないのですか？

A　多くのコホート試験で TG は冠動脈疾患の危険因子と報告されています。一方、単相関では認められていた冠動脈疾患との関連が、多変量解析をすると消えてしまうという研究もあります。TG と HDL-C は、代謝上、耐糖能異常や肥満と関連が強い同じ系統の指標であり、通常は血中で逆相関関係にあります。これらは逆相関を示す同じ系統の指標として統計モデルでは扱われます。そのため統計モデルで予測指標とし TG と HDL-C を同時に入れると、統計量の特性として分散が小さい HDL-C の方が採択されて TG が残らないと推測されます。しかしながら治療を行う際の脂質管理目標値の優先順位は、LDL-C →(non-HDL-C)→ TG → HDL-C となっていて HDL-C より TG が優先となります。これは低 HDL-C に対する特異的な治療薬がないこともありますが、血清脂質値と冠動脈疾患との関連性について遺伝子多型を利用して調べるメンデルランダム化解析という手法でも、LDL-C と TG は真の危険因子として残り、HDL-C は単なるバイオマーカーと結論づけられていることも一つの理由です。今後、HDL-C の機能評価や機能をターゲットにした薬剤などの研究が進めば変わるかもしれませんが、現状では、予測の HDL-C、治療ターゲットの TG と考えてください。

 Q20 久山町スコアを用いてリスクスコアを計算する時に治療中の場合はどうなりますか？

A　久山町スコアは、脂質異常症と高血圧に対する服薬治療中の情報は特に考慮して作成されていません。ただし、追跡開始時に脳卒中、心筋梗塞の既往がある方は分析から除かれています。今回のスコアの元になった久山町研究のベースライン調査時（1988年）はスタチンがない時代の調査で、脂質低下療法も一般的でありませんでした。また参加者の14％は降圧剤を服用していましたが、降圧剤の服用は最終予測モデルには残りませんでした。しかしながら、例えば治療中で収縮期血圧が 140 mmHg になった人と非治療で 140 mmHg の人を比べると、一般的には前者のほうが高血圧の罹病歴も長く非薬物的にコントロールができないため服薬に至ったと考えるのが自然です。したがって同じ血圧レベルの場合は治療中のほうが非治療中よりも絶対リスクは高いと考えられます。実際にフラミンガムスコアでは治療中の場合、同じ血圧レベルでもスコアに1ポイントを加算するようになっています。しかしながら日本人集団では、服薬によってどの程度、心血管疾患の絶対リスクの予測値が影響を受けるのかということに関する確固としたエビデンスはありません。したがって治療中でもそのままリスクスコアを用いることになりますが、治療中の場合、同じ値の非治療者よりも少しリスクが高い可能性を考慮して血圧管理は厳

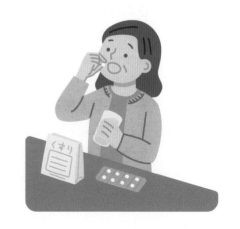

重に行ってください。これは脂質異常症治療薬服用中の場合も同様です。なおリスクスコアは、あくまでも観察研究からの予測値ですので、危険因子を改善してもその値で再計算して求めたレベルまで絶対リスクが下がるわけではありません。患者さんの危険因子管理への動機付けに使うのは構いませんが、実際の治療による予防効果は臨床試験の結果を参照してください。

Q21 吹田スコアで高リスクだった患者さんが久山町スコアでは中リスクとなりました。どのように対応すればよいでしょうか？

A 今回のスコアの変更に際して、吹田スコアと久山町スコアでどの程度分類が変わるかを検証しています。その結果、ほぼ70％の人は同じ分類になること、リスク評価の区分が２段階変わる人（低リスクが高リスクになるなど）は１人もいないことは確認されています。吹田研究は1989〜1994 年の大阪府吹田市民、久山町研究は1988年の福岡県久山町の町民を対象としており、ほぼ同時期の調査です。また降圧薬の服用率はほぼ同じ、また両方ともスタチンがほぼ入っていない集団（久山は０で吹田は２％以下）となります。大きな違いは、久山町スコアの予測には冠動脈疾患にアテローム血栓性脳梗塞が上乗せされていること、吹田研究の方が都市部なので冠動脈疾患の発症率が高いことになります。リスク区分の変更はこのような差が微妙に関係していますが、区分が変わる大多数の方は区分の境界域付近に位置していた方と思われます。迷う場合も多いかもしれませんが、絶対リスクは危険因子レベルが同じであれば年齢とともに高くなります。なので吹田スコアで高リスク、久山町リスクで中リスクとなった場合は、基本的には高リスクとして治療方針を継続されるのが安全かと思います。残念ながら発症率を予測するオールジャパンのスコアはまだないので、どうしても疫学研究を行った地域集団の特性に引っ張られることがあることはご了承ください。

Q22 管理目標値設定のフローチャートに記載されている「その他の脳梗塞」はどのような脳梗塞でしょうか？心原性脳梗塞やラクナ梗塞も含まれるのでしょうか？

A アテローム血栓性脳梗塞以外の脳梗塞（心原性脳塞栓症、ラクナ梗塞、原因不明の脳梗塞等）でも、明らかなアテローム硬化病変（内頸動脈や頭蓋内動脈の50％以上の狭窄および大動脈複合粥腫病変）を伴えば、再発リスクが高く、厳格な脂質管理が推奨されます。アテローム血栓性脳梗塞は脳梗塞を発症した領域へ灌流する責任動脈に50％以上の有意な狭窄を有するものです。しかし、ラクナ梗塞、心原性脳塞栓症でも頸動脈超音波検査で頸動脈分岐部に50％以上の狭窄を呈するアテロームプラークを認める症例も頻繁にみられ、そのような症例ではアテローム硬化の要因も強いため再発予防には厳格な脂質管理が推奨されます。

Q23 アテローム性血栓性脳梗塞とは何ですか？またどのように診断するのですか？

A 脳梗塞の診断は、新たに生じた神経症状（片麻痺、言語障害、感覚障害、視野障害、運動失調等）とそれを説明しうる新規脳梗塞病変（通常は MRI 拡散強調で診断されます）の確認から始まります。アテローム血栓性脳梗塞は脳梗塞を発症した領域へ潅流する責任動脈に 50％以上の有意な狭窄を有する場合に診断されます。通常、脳 MR 血管撮影、頸動脈超音波検査、頸動脈 MRA、CT 血管造影等で、脳動脈病変の精査が行われます。アテローム血栓性脳梗塞の責任血管として重要なのは、頭蓋外では頸動脈分岐部、鎖骨下動脈からの分岐した椎骨動脈起始部、頭蓋内では内頸動脈サイフォン部、中大脳動脈起始部、脳底動脈、後大脳動脈起始部です。頭蓋外の血管病変の評価には、頸動脈超音波検査が非常に有用です。頭蓋内動脈病変の診断には、造影剤を使用しない MR 血管撮影がまず行われることが多いですが、より精査が必要な場合は造影剤を用いた CT 血管造影が頭蓋内外の動脈病変の診断に用いられます。

Q24 FH あるいは糖尿病の患者さんで、脳梗塞の既往のみを有する場合、LDL-C の管理目標値は 70 mg/dL 未満になりますか？

A FH を合併するアテローム血栓性脳梗塞および明らかなアテローム硬化病変を伴うその他の脳梗塞では、二次予防の基準に準じて LDL-C の管理目標値は 70 mg/dl 未満が妥当です。糖尿病合併のアテローム血栓性脳梗塞の管理目標値も 70 mg/dl 未満が推奨されます。

Q25 久山町スコアでは40歳未満の方は対象にはなりませんが、多くの危険因子を持つ若年の脂質異常症患者さんにはどのように対応すればよいでしょうか？

A 動脈硬化性病変は、多くの危険因子が関与して、若年期から徐々に進展します。久山町スコアでは、動脈硬化の最終形である冠動脈疾患あるいはアテローム血栓性脳梗塞のイベントが、今後10年の間に生じる確率（絶対リスク）を評価するわけですが、若年者では高齢者よりもイベント発症の素地となる動脈硬化の進展は少ないので、当然ながら絶対リスクは低くなり、40歳未満の方は久山町スコアでは対象外となっています。しかし、若年者でも危険因子の累積は動脈硬化を確実に進展させるので、若年期からの動脈硬化進展抑制対策・指導は重要です。その際に客観的に用いることができる指標として相対リスクがあります。久山町スコアのアプリでは、絶対リスクとともに相対リスクも表示されます。40歳未満の方は久山町スコアの対象外であり、また動脈硬化の進展とイベント発症は同一ではないで正確とは言えませんが、40歳未満の対象者であっても年齢の項は40歳としていただき、年齢以外の因子（性、収縮期血圧、LDL-C 値、HDL-C 値、喫煙の有無、糖代謝異常の有無）を入力すれば、同世代の危険因子のない方と比べてどれくらい動脈硬化が進展しやすいのか、の相対リスクをある

程度予測することが可能です。若年者では first step として生活習慣改善による包括的リスク管理を開始するわけですが、相対リスクの値を用いることでリスクが高いことを客観的に示すことができ、単にリスクが高いと説明するよりも患者の動機付けやアドヒアランス向上に役立つと考えられるので、ご活用ください。もちろん LDL-C 180 mg/dL 以上の方の場合は家族性高コレステロール血症の可能性についての検討は必要ですし、頸動脈エコーなどの検査で動脈硬化性病変を認めた場合は主治医の判断で薬物療法も考慮してください。

Q26 久山町スコアでは80歳以上の方は対象にはなりませんが、どのように対応すればよいでしょうか？

A 　80歳以上の高齢者（一次予防）は、動脈硬化性疾患のリスクが極めて高い状態ですが、動脈硬化性疾患以外にも生命予後に影響する複数の病態が併存しているケースが多いです。それゆえ、動脈硬化性疾患予防によるメリットがあるか否かについて、高齢者総合的機能評価などの評価も行いながら、個々の症例において検討し対応する必要があります。加齢とともに身体機能・認知機能の多様性が大きくなり、要介護状態の方が増加する一方、80歳以上でもフレイルでなく、糖尿病などのハイリスクな病態を持つ高齢者もいます。それゆえ、高齢者に対しての一律の基準を設定するのは困難です。しかしながら、予防による生命予後改善効果が期待される場合には、低栄養・フレイル対策を講じながら脂質管理を行うことを考慮するのが良いと考えられます。今回のガイドラインでは、『高齢者においてスタチン治療で冠動脈疾患の二次予防効果が期待できる』、また『75歳以上高齢者の高 LDL-C 血症において冠動脈疾患や脳卒中の一次予防を目的とした脂質低下治療が提案できる』とされています。しかしながら、脂質管理を行う上で、厳格な食事療法はかえって栄養状態の悪化を招くことがあるため、減量を目指した厳格な食事療法は高度肥満により生活機能に支障を来している症例以外は控えるべきです。また薬物治療を検討する場合には、薬物代謝能力の低下、多剤投与による薬物相互作用、ポリファーマシーに留意して、脂質異常症治療薬を選択することが必要です。個々の症例に対応したきめ細かな対応が求められます。

Q27 糖尿病を持っている人の治療目標がより厳しくなったのはなぜですか？

A 　糖尿病は動脈硬化性疾患の高リスク病態であるため、以前より一次予防糖尿病患者は高リスクに分類され、LDL-C 管理目標値は一律 120 mg/dL 未満に設定されていました。しかし、同じ一次予防の糖尿病の患者でも、発症間もない方から長期の経過で合併症が出現している方まで様々な状態の患者が混在しており、また他にもリスクとなる病態・状態を有する方もあり、それに応じて動脈硬化性疾患発症リスクが大きく異なることが、これまでの研究報告の解析でわかりました。また、それらの患者でより厳しく LDL-C を管理することでイベント抑制効果が期待できることから、リスクがより高い病態・状態の患者においては、LDL-C 管理目標値を一段階厳しい 100 mg/

脂質異常症診療ガイド Q&A

dL 未満と新たに設定しました。

　一方、冠動脈疾患二次予防の糖尿病患者では、LDL-C 管理目標値は 100 mg/dL 未満とされ、その中で特に高リスク病態の合併例では 70 mg/dL 未満の管理が推奨されていました。しかし、二次予防糖尿病患者に対しては、より積極的な LDL-C 低下の有効性を示す国内外のエビデンスが増えてきたこと、そして糖尿病で冠動脈疾患を発症する患者のほとんどが前回のガイドラインで 70 mg/dL 未満の管理となる患者群であることから、これまでの LDL-C 管理目標値の層別化をなくし、一律に 70 mg/dL 未満の目標値が推奨されることになりました。

Q28 頸動脈エコーにおける評価において、検査頻度、異常所見を認めた際の対応、LDL-C 管理目標などはどのようにしたらよいですか？

A　頸動脈エコーは、動脈硬化度を簡便かつ非侵襲的に評価することができ、動脈硬化を疑う患者さんに広く推奨される検査法です。また、頭蓋内動脈や冠動脈の動脈硬化性変化を予測する検査としても臨床応用されています。

　頸動脈エコーで行う動脈硬化の評価項目としては、内中膜厚（IMT：Intima-Media Thickness）とプラーク（1.1 mm 以上の限局性肥厚性病変）の有無、狭窄の有無などがあります。IMT は年齢とともに増厚することがわかっており、プラークの評価としては、1.5 mm を超えるとプラーク厚、性状評価を行います。狭窄度については、収縮期最大血流速度（PSV：Peak Systolic Velocity）を計測し、200～230 cm/s 以上で有意狭窄ありと判断します。

　動脈硬化は一般的には急速に進行するものではありませんので、異常がない場合は数年に 1 回程度、プラークや IMT 肥厚を認めた場合は 1 年から 2 年に 1 回程度の検査が妥当な頻度と思われます。ただし、狭窄病変や可動性プラーク、潰瘍病変、低輝度プラークなど、よりリスクの高い異常所見を認めた場合は、3 ～ 6 か月といった、より短期間での再検査が必要となります。

　LDL-C 値との関連については、プラークや IMT 肥厚を認める患者を対象にして、心血管イベント発症を前向きに研究した十分な報告がないのが実情です。そのため、IMT 肥厚やプラークが存在するからといってこれらの患者さんをすべて高リスク病態と設定することができません。基本的には冠動脈疾患やアテローム血栓性脳梗塞、末梢動脈疾患の有無および、糖尿病や慢性腎臓病などの合併を確認して、LDL-C 管理目標設定のためのフローチャート、リスク区分別脂質管理目標値に合わせて数値設定してください。

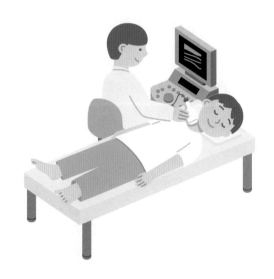

Q29　狭心症や心筋梗塞の既往のない高リスクの患者さんにおいて、冠動脈 CT にて冠動脈狭窄あるいは石灰化を認めた場合、血清 LDL-C の管理目標値はどうすればよいでしょうか？

A　動脈硬化性疾患の既往を有さない日本人一般集団において冠動脈 CT による狭窄所見や冠動脈石灰化スコアが古典的危険因子の集積を超えた循環器疾患発症予測能があるかを検討した報告は見出されていません。しかしながら最近の欧米のガイドラインでは、冠動脈石灰化スコアや冠動脈 CT による画像診断をもちいて動脈硬化性疾患リスクを評価し、LDL-C 管理目標値を設定しています。日本循環器病学会の慢性冠動脈疾患診断ガイドラインでも、このような場合の治療方針決定のために心筋虚血の精査が必要としています。

　対応としては、まず虚血を引き起こすまでに至っていない無症状のケースなのか、あるいは虚血があるものの自覚されていない無痛性虚血のケースなのかの診断が必要です。そして治療方針として、虚血がない場合は「リスク区分別脂質管理目標値」の高リスク状態に相当するとして LDL-C の目標値の設定を 120 mg/dL 未満（糖尿病で末梢動脈疾患や細小血管症を合併、または喫煙ありの場合は 100 mg/dL 未満）とし、虚血がある場合は二次予防に相当する病態として 100 mg/dL 未満（糖尿病がある場合などは 70 mg/dL 未満）とするのがよいです。高齢者では、例えば呼吸器疾患の精査で胸部 CT を撮影した時に冠動脈石灰化を認める患者も多いです。従って、糖尿病の合併症なども含めた動脈硬化性疾患リスクの評価と虚血の有無を検索して、管理目標値を決定してください。

Ⅲ．食事療法・運動療法

Q30　炭水化物と糖質の違いはなんですか？

A　糖質は炭水化物のうち、体内で消化・吸収されてエネルギーとなるものを指します。炭水化物には、このようにエネルギーになる糖質と、ヒトの消化酵素では消化されずほとんどエネルギーにならない食物繊維があります。炭水化物とは単糖あるいはそれを最小構成単位とする重合体です。炭水化物はヒトの消化酵素で消化できる易消化性炭水化物と消化できない難消化性炭水化物に分類できます。易消化性炭水化物は糖質で構成され、糖類［単糖：ブドウ糖（グルコース）、ガラクトース、果糖（フルクトース）、二糖類：ショ糖（砂糖）、ラクトース、マルトース、糖アルコール：ソルビトール、マンニトール、キシリトール、多糖類：でんぷん、デキストリン、オリゴ糖（マルトオリゴ糖：マルトデキストリン）］を含みます。糖質は 4 kcal/g のエネルギーを産生し様々な臓器で利用されます。糖質の中で果糖（フルクトース）、ショ糖（砂糖）は食後高脂血症を悪化させることが知られており、高 TG 血症の場合は摂りすぎに注

脂質異常症診療ガイド Q&A

意が必要です。難消化性炭水化物には食物繊維が含まれます。食物繊維は水に溶ける水溶性食物繊維（ペクチン・グルコマンナン・アルギン酸・アガロース・アガロペクチン・カラギーナン・ポリデキストロースなど）と水に溶けない不溶性食物繊維（セルロース・ヘミセルロース・キチン・キトサンなど）に大別できます。水溶性食物繊維は小腸での栄養素の吸収を緩やかにし、食後血糖値上昇を抑え、コレステロールを吸着し、体外に排出促進させ血中コレステロール値を低下させます。一方、不溶性食物繊維は水分を吸収し便容積を増やし大腸を刺激して排便を促します。食物繊維摂取量は心筋梗塞の発症及び死亡、脳卒中の発症など数多くの疾患と有意な負の相関が報告されています。日本人の食事摂取基準2020年版では、食物繊維の目標量を、18.9（g/日）×[性別及び年齢区分ごとの参照体重(kg)÷58.3(kg)]$^{0.75}$としています。動脈硬化性疾患予防ガイドラインでは動脈硬化性疾患予防のための目標値として、食物繊維25 g/日、と設定しています。

Q31 動脈硬化性疾患の予防のために低脂肪食、低炭水化物食は推奨されますか？

　総エネルギー摂取量の適正化は、適正な体重の維持と動脈硬化性疾患の予防のために推奨され、総エネルギー摂取量は目標とする体重に基づいて計算されます。

　炭水化物、脂肪、たんぱく質などのエネルギー産生栄養素のバランスは様々な疾患を視野に入れつつ、最大公約数的なものを基準としています。現在、わが国における健常人の栄養素の総エネルギーに対する比率は、平均摂取量や死亡率などに基づいて、脂肪20〜25％ E、炭水化物50〜60％ E が推奨されています。

　特定の栄養素摂取比率が特定の疾患に有効とする十分なエビデンスはありませんが、動脈硬化性疾患の予防のためには脂肪エネルギー比率、慢性腎臓病や高齢者ではたんぱく質エネルギー比率、糖尿病では炭水化物エネルギー比率、肥満症では総エネルギー摂取量などが重要視されており、それぞれの関連学会のガイドラインで推奨基準が設定されています。低脂肪食は高脂肪食に比較して有意な TC、LDL-C の低下を認めたとする報告があり動脈硬化性疾患の予防のために有用な可能性があります。一方、近年、低炭水化物食については、体重減少に短期的には効果的であると述べられていますが、1 年後の体重減少効果は低炭水化物食と低脂肪食の間に有意差を認めていません。また、炭水化物を減らすことで増加したたんぱく質は慢性腎臓病への、増加した脂質は動脈硬化性疾患への影響が報告されており、症例によって適切に対応する必要があります。

Q32 LDL-C 高値と TG 高値とで、食事療法に違いはありますか？

　総エネルギー摂取量の適正化、エネルギー産生栄養素の配分バランスの適正化（炭水化物50〜60％、脂肪20〜25％、残りがたんぱく質）は共通する食事療法の基本です。しかしながら、総エネルギー摂取量の適正な制限のもとでは、低炭水化物食は低脂肪

食より有意に TG 値の低下を認め、低脂肪食は有意に LDL-C 値を低下させます。飽和脂肪酸やコレステロールの摂取を制限すると LDL-C 値は低下しますが、飽和脂肪酸を減らして多価不飽和脂肪酸に置き換えても LDL-C 値が低下します。一方、不飽和脂肪酸のなかでもトランス脂肪酸は LDL-C 値を高めるので注意が必要です。LDL-C 高値の場合は、具体的には動物性脂肪や乳製品、臓物類、卵類などを減らすようにします。

　TG に関しては、魚油などに多い n-3 系多価不飽和脂肪酸の摂取は TG 値を低下させます。TG 高値（空腹時 TG が 500 mg/dL 以上）でカイロミクロンの著明な増加を伴う場合には脂肪摂取の制限が有効ですが、VLDL やレムナントの増加を伴う場合には脂肪摂取量の適正化に加えて、糖質とアルコールの制限も有効です。野菜や海藻、大豆製品などの摂取はいずれにも有効ですが、特に食物繊維は LDL-C 値の低下に有用です。

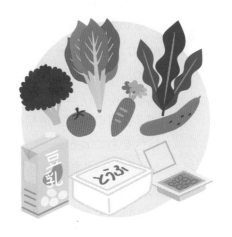

Q33　コレステロールの摂取についてはどのように指導すべきですか？

A　1900年代後半のコホート研究では、コレステロール摂取量と冠動脈疾患発症リスクあるいは総死亡リスクの関連は一定していませんでした。しかし最近ではコレステロールまたは卵の摂取量の増加が心血管疾患発症および総死亡リスク上昇と用量依存的に関連することが米国から報告され、メタ解析でも鶏卵摂取と心血管疾患発症は用量依存的に有意に関連することが報告されています。また食事性コレステロールは血清脂質に影響を及ぼさないとする報告がある一方、コレステロール摂取制限を行った試験のメタ解析では、コレステロール摂取量の増加は LDL-C の上昇と関連することが示されています。このように報告によりやや結果が異なるのは、コレステロールを含む食品は飽和脂肪酸（SFA）も含むことが多いこと（例外は卵とエビ）、コレステロールの吸収率が個人によって大きく異なること、コレステロールは全身で合成され、肝臓での合成は10%程度ながら血清リポ蛋白の70%程度を調節していることなどにより、コレステロール摂取量が血清脂質に及ぼす影響は複合的で個人差があることが原因であると考えられています。ただし、糖尿病患者においては、鶏卵の摂取が多い群で心血管疾患、特に冠動脈疾患の発症または死亡が増加することが数多く報告されていますし、日本人の食事摂取基準2020年版でも、「脂質異常症の重症化予防の目的からは、200 mg/日未満に止めることが望ましい」とされています。それゆえ、高 LDL-C 血症患者においては、LDL-C を低下させるためにコレステロール 200 mg/日未満にすることが推奨されます。高 LDL-C 血症を呈していない人でも、コレステロール摂取量が増加すれば LDL-C が上昇することは明らかであり、少なめに抑えることが望ましいです。

　以上、血清 LDL-C を低下させるには、飽和脂肪酸とコレステロールの制限が効果的であり、**図9-2**、**図9-3**を参考にして、卵類（特に鶏卵卵黄、魚卵も含む）、獣鳥肉類や

魚類の臓物や鶏の皮、飽和脂肪酸を多く含む食用油や菓子類、乳製品、揚げ物の過剰摂取は控えるように指導しましょう。

Q34 食事から摂取する脂肪酸にはどのような種類がありますか？

脂肪酸は、炭素─炭素間の二重結合を含まない飽和脂肪酸（SFA：saturated fatty acid）、二重結合を1つ持つ一価不飽和脂肪酸（MUFA：monounsaturated fatty acid）、二重結合を2つ以上持つ多価不飽和脂肪酸（PUFA：polyunsaturated fatty acid）に分けられます。さらにPUFAは二重結合がメチル基末端の炭素原子から数えて3番目の炭素に最初の二重結合をもつn-3系PUFAと、6番目の炭素に最初の二重結合をもつn-6系PUFAに分類されます。なお狭義の必須脂肪酸は人体内で合成されないリノール酸とα-リノレン酸ですが、広義には、これらから体内で合成されるものの妊婦や小児、高齢者で不足しがちなn-3系PUFAであるエイコサペンタエン酸（EPA）、ドコサヘキサエン酸（DHA）、n-6系PUFAのγリノレン酸やアラキドン酸も含まれます。

トランス脂肪酸とは、二重結合を持つ脂肪酸で、二重結合を境目にして水素原子が同方向にある場合にシス型、反対型にある場合をトランス型と呼びます。トランス脂肪酸には天然に存在するもの（牛肉や羊肉、牛乳および乳製品など）と、工業的に油脂を加工（水素添加）して生成するもの、および精製（脱臭または高熱処理）の過程で生じるものがあります。水素添加によるものはハードマーガリン、ファットスプレッド、ショートニングに使われますし、これらを用いた揚げ物や菓子などに含まれます。また植物油を精製したサラダ油などにも含まれます。今のところ、乳製品などの天然由来のトランス脂肪酸を工業的に生成されたものと同様に扱うべきかどうかについてのコンセンサスは得られていません。

食事から摂取される主な脂肪酸

飽和脂肪酸		中鎖脂肪酸	カプリル酸、カプリン酸など	肉（脂身、ばら、肩、ももなど）、乳、油脂（コ コナッツオイル、パーム核油、パーム油、バター、ショートニング、牛脂、ラードなど）、魚介（あんこうきも、まぐろ脂身、たちうお、うなぎなど）
		長鎖脂肪酸	ラウリン酸、ミリスチン酸、パルミチン酸、ステアリン酸など	
不飽和脂肪酸	一価不飽和脂肪酸	シス型	オレイン酸、パルミトレイン酸など	肉、油脂（オリーブ油、サフラワー油、なたね油など）、魚介、卵など
		トランス型	エライジン酸、バクセン酸など	水素添加植物油、反芻動物乳及び肉など
	多価不飽和脂肪酸	n-3系多価不飽和脂肪酸	エイコサペンタエン酸、ドコサヘキサエン酸、α-リノレン酸など	魚介（まぐろ、はまち、いわし、ぶり、さばなど）、油脂（えごま油、なたね油など）、大豆・加工品など
		n-6系多価不飽和脂肪酸	リノール酸、γ-リノレン酸、アラキドン酸など	油脂（ひまわり油、綿実油、とうもろこし油、大豆油、ごま油など）、大豆・加工品など

Q35 脂質異常症の食事において、植物油を選ぶ際に知っておくべきポイントは何ですか？

A 　植物油のうち、市販の菓子類などに用いられているやし油（ココナッツオイル）とパーム核油は飽和脂肪酸が約80％を占めています。オリーブ油と高オレイン酸紅花油は一価不飽和脂肪酸が70％以上を占め、多価不飽和脂肪酸が7〜15％と少ない油です。綿実油、大豆油、とうもろこし油は、n-6 系多価不飽和脂肪酸が約50％を占めます。また、亜麻仁油、えごま油は、n-3 系多価不飽和脂肪酸（α-リノレン酸）が55〜60％を占めます。市販の調合サラダ油は2種類以上の植物油を混合しており、バランスが取れたものが多いです。LDL-C の高い方では飽和脂肪酸に偏らないように、また総エネルギー摂取量過剰の方では1日の許容量内で、図を参考にして味や料理の種類に合せていろいろな植物油を使ってください。油は大さじ1杯（12 g）で約 100 kcal とエネルギーが多いので、体によいといわれている植物油をふりかけて使うときも、使い過ぎないようにしてください。また新鮮な状態で摂取するために、少量で購入しましょう。

■ 飽和脂肪酸　　■ 一価不飽和脂肪酸　　■ n-6 系多価不飽和脂肪酸　　■ n-3 系多価不飽和脂肪酸

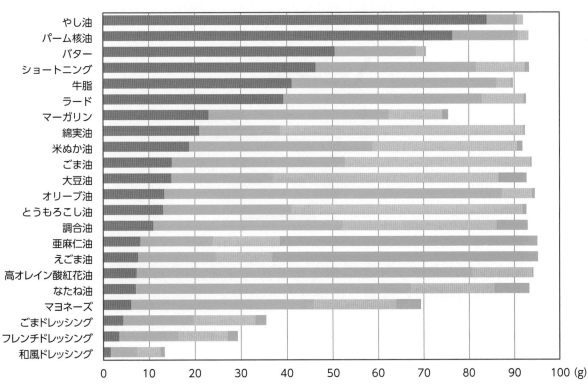

図　**油脂類の脂肪酸含有量（可食部 100 g あたり）**

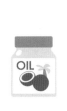
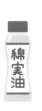
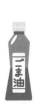
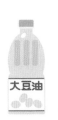
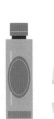
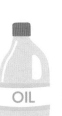
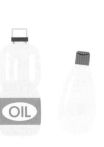

21

脂質異常症診療ガイド Q&A

Q36 トランス脂肪酸は摂取しないほうが良いのですか？

トランス脂肪酸摂取量は総死亡リスクおよび心血管疾患死亡リスクの上昇と関連しています。日本人では、メタボリックシンドローム患者および若年の冠動脈疾患患者で、工業由来のトランス脂肪酸であるエライジン酸血中濃度が高かったという研究があり、また冠動脈疾患患者では、エライジン酸血中濃度は不安定プラーク出現の独立した危険因子であるという報告があります。トランス脂肪酸は LDL-C を上昇させ、Lp（a）を上昇させ、HDL-C を低下させます。一方、統計的にトランス脂肪酸を含む植物油を MUFA もしくは PUFA に置換した場合に TC、LDL-C、TG の有意な低下と HDL-C の上昇、さらに冠動脈疾患リスクの低下が示されています。よってトランス脂肪酸の摂取は控えた方がよいでしょう。

欧米をはじめアジア諸国でも食品のトランス脂肪酸含有量の表示が義務化され、その摂取制限が推奨されています。日本人のトランス脂肪酸摂取量は、1日1人当たり総エネルギー摂取量の0.44-0.47％とされ、WHO の目標（総エネルギー摂取量の1％未満）を下回っています。脂質の多い菓子類の食べ過ぎなど偏った食事をすると上記のトランス脂肪酸の制限量を超える摂取量となる可能性があるので注意が必要です。

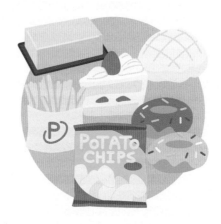

Q37 "日本食パターン" とは何を指すのですか？ "日本食（The Japan Diet）" は和食とは違うのですか？

日本食パターン（Japanese dietary pattern, Japanese food intake pattern）という語は、複数の疫学研究で対象集団の実態から抽出された食事パターン（食品や料理の組み合わせ、頻度、食べ方など）の特徴を説明する言葉であり、したがって使われ方は様々です。日本動脈硬化学会は「肉の脂身や動物脂（牛脂、ラード、バター）、加工肉を控え、大豆、魚、野菜、海藻、きのこ、果物、未精製穀類を取り合わせて食べる減塩した食事パターン」を、動脈硬化性疾患の予防が期待される "日本食（The Japan Diet）パターン" の食事としています。そして動脈硬化性疾患予防のために、"日本食（The Japan Diet）" を栄養素等指示量に見合った食品構成（食品の種類と量）で摂ることを推奨しています。

一方、広く日本の風土と社会で発達してきた日本料理は、洋食に対して「和食」と

呼ばれています。ユネスコ無形文化遺産に登録された「和食；日本人の伝統的な食文化」は、「自然の尊重」という日本人の精神を体現した、食に関する「社会的慣習」です。和食は、多様で新鮮な食材とその持ち味の尊重、栄養バランスに優れた健康的な食生活、自然の美しさや季節の移ろいを表現した盛り付け、正月行事などの年中行事との密接な関わりが特徴とされています*。ただし、日本各地で食べられてきた料理の中には濃い味付けのものが多くあります。また、外国からは、寿司、天ぷら、すき焼き、刺身などに加え、ラーメン、お好み焼き、焼き鳥などの料理も和食（Japanese Food, Japanese Cuisine）と考えられています。これらの中には、食塩や脂が多い料理があり、高血圧や心疾患の危険を高めますので注意が必要です。

　したがって、"日本食（The Japan Diet）"と「和食」は異なり、「和食」は日本人の食事を表す広い概念であるのに対し、日本動脈硬化学会の"日本食（The Japan Diet）"は動脈硬化性疾患予防のための健康的な食様式です。

* 文化遺産データベース：和食；日本人の伝統的な食文化
https://bunka.nii.ac.jp/db/heritages/detail/274122

Q38 地中海食やDASH食はどのように勧めたらいいでしょうか？

A 　地中海食もDASH食も動脈硬化性疾患を予防する効果が認められています。野菜や果物、全粒穀物を豊富に摂取して食物繊維を多く摂る、肉や卵を減らす、加工食品や飽和脂肪酸の多い食品を減らし、低脂肪乳製品を勧める、という内容がどちらの食事にも共通するポイントで、いずれにしろこれらは勧めてください。さて、地中海食では、魚介類やナッツ類も多く摂取し、オリーブオイル（一価不飽和脂肪酸）をはじめとした不飽和脂肪酸を多く摂ることで、インスリン抵抗性や血清脂質を改善する効果があります。DASH食はコレステロールや食塩を減らし、カリウム、マグネシウム、カルシウムといった血圧降下作用を持つ塩類を増やすことでLDL-C低下や降圧効果をもたらせる食事です。ただし、両方の食事は人種や食文化が異なる海外で発展してきた食事であり、日本で行う場合には実情に合った修正を行う必要があります。無秩序なオリーブオイルやナッツ類の摂取はエネルギー摂取過剰となり肥満や脂質異常症を助長する恐れがあります。またDASH食は3大栄養素の比率に関しては日本人の普段の食事と似ていますが、脂や食塩を積極的に制限するため味気ない食事になるという欠点があります。食には栄養と同時に食べる歓びが必要です。持続性・継続性を考えて調理に一工夫できれば理想です。

Q39 筋力トレーニングは脂質異常症の予防や改善に効果がありますか？

A 　運動療法には、歩行やジョギングなどの有酸素能力を高める「有酸素運動」と筋力トレーニングなどの「レジスタンス運動」があります。有酸素運動により血清脂質が改善することは多くの報告から明らかですが、レジスタンス運動も脂質代謝を改善す

21

脂質異常症診療ガイド Q&A

ることが報告されています。高齢者の場合には、有酸素運動に加えて、ウエイトトレーニングやスクワット・階段昇り・ベンチステップ運動などの自分の体重を負荷にしたレジスタンス運動を併用することが脂質代謝の改善に有効です。筋力トレーニングは筋力向上のみならず、糖尿病患者での血糖改善効果、メタボリックシンドローム該当者での収縮期血圧低下効果など QOL 向上につながる様々な効果や有酸素運動との併用効果が報告されています。レジスタンス運動の実施上の注意点としては、有酸素運動に比べて筋骨格系障害が発生しやすい傾向にあります。したがって、運動療法の実施にあたっては潜在的な骨関節疾患の存在に配慮し、個人の体力や運動歴および現在の身体活動状況に応じた指導を行うことが必要です。

Q40 激しい運動、あるいは緩やかな運動（ウォーキングなど）でも脂質異常症の予防や改善に効果がありますか？

A 有酸素運動は、血中乳酸の蓄積がなく、血圧上昇が軽度な、「話しながら継続して実施できる運動」で安全で効果的です。運動量は「運動強度（メッツ：METs（代謝当量））」と「実施時間」の積（エクササイズ：EX）で表すことができます。「激しい運動」は短い時間で運動量を増やせるというメリットがあります。一方で、筋骨格系障害だけでなく内科的な障害を発生させる可能性を高めます。「激しい運動」を長時間行うことの有益性は確認されていません。一方、「短時間の高強度のインターバルトレーニング」の安全性と有効性が近年報告されています。体力の高い人では実施してもいいです。

通常速度のウォーキング（＝歩行）は、運動強度メッツで表すと 3 メッツ（安静時代謝の 3 倍）であり、「中強度」の運動に分類されます。「中強度以上」の運動が脂質代謝の改善に推奨されています。しかし、近年、3 メッツ未満の軽強度の身体活動の時間が長いとトリグリセライドの低下や HDL コレステロールの上昇と関連することが報告されています。したがって、軽強度の運動を長時間行うことも血清脂質の改善に有効です。

運動強度は相対的なもので、その人の体力（有酸素能力）に依存します。体力の低い人においては通常速度のウォーキングを目標に、体力の高い人においては、速歩やスロージョギングなどのやや強度の高い運動を目標にすることが勧められます。

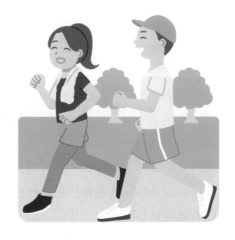

Ⅳ．薬物療法

Q41　スタチンの使い分けはありますか？

　現在わが国ではプラバスタチン、シンバスタチン、フルバスタチン、アトルバスタチン、ピタバスタチン、ロスバスタチンが使用可能ですが、これまでのスタチンを用いた国内外の大規模臨床介入試験や断面調査研究の結果から、いずれのスタチンを選択しても長期の安全性には差がないことが明らかになっています。また、スタチン不耐に関しても、スタチン間での違いは報告されていません。

　スタチンの種類にかかわらずLDL-C低下率と脳心血管イベント抑制効果の間には正の相関が認められ、LDL-C管理目標値を達成するために、それぞれのLDL-C低下作用を基準にスタチンを選択します（**表9–7参照**）。ただし、冠動脈疾患の二次予防においては、治療開始前LDL-C値にかかわらず、発症早期より最大耐用量のストロングスタチンを第一選択とした薬物療法が、動脈硬化性疾患予防ガイドライン2022年版では推奨されています。

　半減期が短いスタチンは朝よりも夕方に内服した方がLDL-C低下作用が大きいことが報告（Awad K, et al. J Clin Lipidol. 2017; 11: 972–985. PMID: 28826569）されているため、短時間作用型スタチン（プラバスタチン、シンバスタチン、フルバスタチン）は夕方に投与するのがよいと考えられます。また、シンバスタチン、フルバスタチン、アトルバスタチンは薬剤代謝酵素（CYP）で代謝されるため薬剤相互作用に留意する必要があります。シンバスタチン、アトルバスタチンは、大量のグレープフルーツジュース摂取による相互作用も報告されているため注意が必要です。特に薬剤の代謝能が低下し、多剤服用する機会が多い高齢者においては十分な監視と注意が必要です。

Q42　スタチン以外のLDL-Cを低下させる薬剤の位置づけを教えてください。

　LDL-C低下効果、動脈硬化性疾患を予防するエビデンスが確立していることなどから、LDL-C低下療法の第一選択薬はスタチンです。しかし、高用量のスタチンを使用してもLDL-Cが管理目標値まで低下しない場合や、筋肉痛や横紋筋融解症などの副作用のためスタチンを十分量投与できない場合もあります。こうした場合には、作用機序の異なる小腸コレステロールトランスポーター阻害薬、陰イオン交換樹脂、プロブコール、PCSK9阻害薬などを併用することで、LDL-Cをさらに低下させることができます。スタチンに加えて小腸コレステロールトランスポーター阻害薬やPCSK9阻害薬を投与してLDL-Cを低下させることで、ハイリスク患者の心血管イベントを減少させることが海外で報告され、スタチン以外の薬物でLDL-Cを低下させても動脈硬化性疾患が予防できることが明らかになっています。

Q43　スタチンによる新規糖尿病発症に関しては注意をする必要がありますか？

A 　プラバスタチン、シンバスタチン、アトルバスタチン、ロスバスタチン、そしてロバスタチン（日本では未使用）を用いた大規模臨床試験のメタ解析（2010年 Lancet 誌）の結果、これらのスタチンによる治療により糖尿病の新規発症が9％増加すること、そのリスクにはスタチンの種類間で違いは認めないことが示されました。ただし、これら臨床試験において、糖尿病発症の判断が主治医にゆだねられていたという問題がありますし、新規発症者は元来糖尿病発症リスクの高い患者（高齢者や耐糖能異常、メタボリックシンドロームなど）からの発症であり、注意して経過観察すればよい症例といえます。また、抗精神病薬や抗生物質などに認める糖尿病ケトアシドーシス（DKA）や高浸透圧高血糖状態（HHS）とは異なる形式での緩やかな糖尿病発症であることも特徴です。さらに、日本で開発されたピタバスタチンに関しては、その臨床研究のメタ解析より、糖尿病の新規発症のリスクはないことが示されています。

　上記2010年 Lancet 誌のメタ解析の結果では、これら対象となったスタチンで255人の患者を4年間治療すると1人の糖尿病患者が増加するのですが、心血管イベントは5.4件減らすことができます。したがって、糖尿病の新規発症を恐れるあまり必要な患者にスタチンの投与を行わないことは問題で、リスク評価を行って、かつ糖尿病発症には留意しながら、必要な症例にはスタチンによる治療を行うべきと考えてよいです。

Q44　スタチン投与中の筋肉痛や CK 上昇に対してどのように対処すべきですか？

A 　スタチン投与による筋関連症状（SAMS）は10％前後と比較的よく認められます。横紋筋融解症やスタチン関連ミオパチーは、重篤で避けるべき重大な副作用である一方で、頻度は非常に稀（0.001〜0.03％）です。ただし、腎機能低下のある患者でスタチンをフィブラート系薬と併用した場合には横紋筋融解症の発症頻度が増加するため、注意が必要です。

　スタチン投与後に CK の上昇を伴わない筋関連症状や褐色尿（赤褐色尿）を訴える患者さんでは、ノセボ効果の関与も念頭に置く必要があります。2016年に発表されたGAUSS-3 研究や2021年に発表された Statin WISE 研究では、SAMS のためスタチン不耐と判定されていた患者の多くが実際にはスタチン不耐でなかったことが明らかになりました。薬の説明書や薬局での説明で、SAMS や褐色尿などに関する注意書きを見た患者さんが、スタチンと関係のない筋症状や尿の色の変化をスタチンが原因であると自己判断することは珍しくありません。

　CK の上昇を認める場合でも、原因のすべてがスタチンとは限りません。ある程度の強度の運動では CK は上昇し、筋肉痛とともに数日間続くことがあります。運動が原因であれば、運動を控えることで CK 値は速やかに低下するため、そのようなエピソードがなかったかどうかを確認し、CK 値上昇が真にスタチンの副作用なのかを判断することも重要です。これとは別に、甲状腺機能低下症ではスタチン投与で CK が

上昇しやすいとされ、筋疾患などではスタチンを投与する前から CK が高値の場合もあります。スタチンの投与前に、甲状腺機能低下症の有無と CK 値を確認しておくことも大事です。

　さて、上記のことを勘案しつつ、84ページ「図9-9」の推奨アプローチ、あるいは「スタチン不耐に関する診療指針2018」を参考にしながら対応してください。概説すると、正常上限値の 4 倍程度までの CK 上昇の場合はスタチンの必要性を見直した上で、経過を慎重に観察しながらの投与継続も考慮してください。正常上限値の 4 倍から10倍の上昇の場合は、SAMS の有無および内服の必要性を見直し、継続あるいは減量して注意深く経過観察する、もしくは中止を検討することを考慮してください。スタチンを中止しても CK 上昇が続く場合は、神経内科専門医へのコンサルトを考慮してください。いずれの場合でも、判断に迷った際には、いつでも動脈硬化専門医にご相談ください。CK が正常上限値の10倍以上の場合には一旦スタチンを中止し、専門医（動脈硬化専門医、神経内科専門医）にコンサルトしてください。横紋筋融解症などの重篤な副作用が生じた場合は入院での迅速で適切な加療が必要となります。

Q45 LDL-C 220 mg/dL なのでスタチンでの治療を試みていますが、どのスタチンを投与しても LDL-C はあまり下がりませんし、さらにどのスタチンでも CK が 800〜1,200 U/L に上昇するので、スタチンを継続できません。どのように対応すればよいでしょうか？

A どのスタチンを投与しても LDL-C に対する効果が不十分で、かつ CK が上昇する症例に遭遇した時は、スタチン不耐の可能性を想定することが必要ですが、同時に甲状腺機能低下症の合併はないかどうかを確認することも重要です。典型的な症状・所見（便秘、寒がり、無気力、体重増加、むくみなど）を呈している甲状腺機能低下症の患者さんの場合はその診断は比較的容易ですが、問診や診察で改めて確認しなければこれらの症状・所見に気づいていないケースもありますし、明確な症状を呈していない症例も存在します。そのようなケースでも LDL-C は上昇しますし、またスタチンによる LDL-C 低下効果は乏しく、かつ CK 上昇を認める場合が多いです。特に、毎年健診を受けていて、以前は正常だった LDL-C が急に上昇してきたケースなどの場合は、甲状腺機能低下症の発症を鑑別しておく必要があります。また、甲状腺機能低下症の場合は甲状腺ホルモン製剤を投与して甲状腺機能を正常化させることにより LDL-C も低下するので、甲状腺機能を正常化させた後で再度脂質値を評価して脂質低下療法の必要性を考えるとよいです。もちろん、甲状腺機能低下症が認められない場合はスタチン不耐を考慮してスタチン以外の治療薬での LDL-C 低下療法を行なってください。判断に困る場合は専門医にご紹介ください。

21

脂質異常症診療ガイド Q&A

Q46 LDL-C が 180 mg/dL と高値を指摘された40歳男性についてです。狭心症や脳梗塞の既往もなく、健診で他には異常を指摘されず、喫煙もありませんが、薬物療法は必要ですか？

A LDL-C 値が 180 mg/dL 以上であるため、まずは FH を念頭に置く必要があります。ガイドラインの診断基準に従い、高 LDL-C 血症および早発性冠動脈疾患の家族歴を問診し、アキレス腱肥厚をはじめとする腱黄色腫や角膜輪の存在を確かめます。アキレス腱肥厚の判定が難しい場合には X 線撮影または超音波検査での評価を行います。

FH と診断された場合には、一次予防であっても生活習慣指導と並行して薬物療法を開始し、LDL-C の目標は 100 mg/dL 未満とします。

FH の診断基準を満たさない場合は、一次予防の比較的若い患者さんであることから、まずは食事・運動療法を開始します。直ちに薬物療法を開始する必要性は少ないですが、頸動脈エコーのプラークなど早発性動脈硬化所見を認めた場合、あるいは FH の可能性が否定できない場合には FH 疑い症例として薬物療法を開始してもよいでしょう。

薬物療法の必要性については、絶対リスクも考慮に入れます。動脈硬化学会の脂質管理目標値設定ツールアプリ（https://www.j-athero.org/jp/general/ge_tool2/）を用いて、仮に血圧を 120/70 mmHg、HDL-C を 50 mg/dL とした場合、10年以内の冠動脈疾患とアテローム血栓性脳梗塞を合わせた動脈硬化性疾患の発症確率は1.9%となります。絶対リスクとしては低リスク群ですが、相対リスクでは同年齢・同性で最もリスクの少ない人と比べると1.9倍の発症リスクがあります。こうした情報を患者さんに提供して、薬物療法の開始の時期など、今後の治療方針について相談します。

Q47 LDL-C と TG がともに高値を示す際の薬物療法を教えてください。

A LDL-C と TG がともに高値を示した場合、食事療法や運動療法などの生活指導のうえ、リスクに応じた LDL-C の管理目標値達成を目標に、まずはスタチンを第一選択とした薬物療法を考慮します。（77ページ「9-4.3 薬物療法の実際」参照）。LDL-C の管理目標値を達成したにもかかわらず、高 TG 血症を認める場合には、TG や non-HDL-C を二次目標として、スタチン増量や他の脂質異常症治療薬の併用を考慮します。ただし、スタチンとフィブラート系薬の併用は、横紋筋融解症のリスクが増えることから、慎重投与となっています。フィブラート系薬は、高齢者や軽度腎機能障害では慎重投与、中等度以上の腎機能障害では禁忌です。選択的 PPARα モジュレーターは主として肝排泄のため、腎機能障害による禁忌はなく、また、スタチンとの薬物間相互作用が少ないため、スタチンとの併用はフィブラート系に比べて安全性が高いと考えられています。スタチンとエゼチミブまたは n-3 系多価不飽和脂肪酸の併用も有効です。

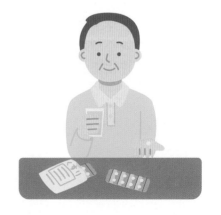

Q48 フィブラート系薬や選択的 PPARα モジュレーターとスタチンとは併用しても大丈夫ですか？

A 　一部のフィブラート系薬とスタチンの組み合わせは、スタチンの血中濃度の増加を招き、その結果、横紋筋融解症などの重篤な副作用を招来する事例がありました。特に、ジェムフィブロジルとセリバスタチンの併用で多数の死亡例を経験したため、セリバスタチンは発売中止となり、ジェムフィブロジルもわが国では発売されていません。ジェムフィブロジル以外のフィブラート系薬とスタチンとの併用にも腎機能低下時には原則併用禁忌という文言が添付文書に記載されています。しかし、わが国で広く処方されてきたベザフィブラートやフェノフィブラートはジェムフィブロジルとは異なる薬物間相互作用を示します。フェノフィブラートとシンバスタチンとを併用した海外の大規模臨床試験 ACCORD-LIPID でも、横紋筋融解症の増加は報告されておらず、腎機能に問題がなければ、これら 2 剤の併用は安全と考えられます。新たに認可されたペマフィブラートも現在わが国で利用されているスタチンとの間の薬物間相互作用が少なく、腎排泄ではないため、フェノフィブラートに比べスタチンとの併用の安全性が高いと考えられます。発売当初の添付文書では「血清クレアチニン値が 2.5 mg/dL 以上又はクレアチニンクリアランスが 40 mL/min 未満の腎機能障害のある患者」は禁忌とされていましたが、2022年10月より禁忌から削除され、必要とされる高 TG 血症患者に慎重に投与することが可能となりました。

Q49 PCSK9 阻害薬はどのような症例に使用すべきですか？

A 　現在わが国ではエボロクマブ（レパーサ®）が保険収載されており、高 LDL-C 血症患者において強力な LDL-C 低下作用を有する治療薬として利用されています。これらは分子抗体医薬であり、皮下注射（2 週に 1 回あるいは 4 週に 1 回）によりその効力を発揮します。

　PCSK9 阻害薬のスタチンへの追加併用療法は、動脈硬化性疾患既往患者における動脈硬化性疾患の再発抑制効果が確認されており、多剤併用療法で LDL-C 管理目標値未達成の場合に推奨されます。

　現在、日本動脈硬化学会の動脈硬化性疾患予防ガイドライン2022年版で LDL-C 70 mg/dL 未満を目指す必要のあるハイリスク集団は、二次予防症例のうち、急性冠症候群、家族性高コレステロール血症、糖尿病、冠動脈疾患とアテローム血栓性脳梗塞（明らかなアテロームを含むその他の脳梗塞を含む）の両者を合併する症例、とされています。このような症例で最大耐用量のスタチンにエゼチミブを併用し効果不十分の場合、あるいはスタチン不耐の場合において、PCSK9 阻害薬の使用が推奨されます。なお家族性高コレステロール血症の場合は、一次予防で LDL-C 管理目標値が 100 mg/dL 未満であり、同様に多剤併用で不十分な場合は PCSK9 阻害薬の使用が考慮されます。ただし、LDL-C 値の低下のみで動脈硬化性疾患の再発を抑制できるわけではなく（残余リスクの存在）、他の動脈硬化リスクとなる合併疾患（高 TG 血症、低 HDL-C 血

症、喫煙、高血圧、糖尿病、CKD など）への治療も重要です。

なお、日本動脈硬化学会では2021年に「PCSK9 阻害薬の継続使用に関する指針」も公表しています。家族性高コレステロール血症は遺伝性疾患であり、基本的に継続使用が必要と考えられます。家族性高コレステロール血症以外の二次予防患者では、漫然とした投与継続を避けるため、リスクの評価を経時的に行った上で継続することが推奨されています。例えば ACS 発症なら1年後を目安として、心血管イベントの発現リスクの再評価と LDL-C 管理目標値の再確認を行い、PCSK9 阻害薬中止により管理目標値以下に達しないと判断される場合に投与継続することになります。

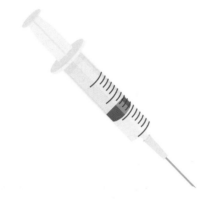

Q50 PCSK9 阻害薬を含めると治療費が高額となる傾向にありますが、患者さんへの説明でどのような点に注意が必要ですか？

A PCSK9 阻害薬は3割負担でも月1万5千円を超える高額な治療薬です。高 LDL-C 血症をはじめとした脂質異常症の治療はともすると数値の低下のみがフォーカスされ、その目的が見失われがちになる傾向にあります。実際に、患者さんになぜ脂質低下療法をしているのか尋ねても、主治医の先生からの説明はなかったと回答されるケースもよくみられます。脂質異常症の治療の最大の目的は心血管疾患や急性膵炎など重篤で致命的な合併症を抑制することにあります。

日本動脈硬化学会では海外でのエビデンスをもとに動脈硬化性疾患予防ガイドラインにおいて LDL-C 70 mg/dL 未満を目指すべきハイリスク集団として、二次予防症例のうち、急性冠症候群、家族性高コレステロール血症、糖尿病、アテローム血栓性脳梗塞と冠動脈疾患の両者を合併する症例、をあげています。

ガイドラインに従い、最大耐用量のストロングスタチンとエゼチミブの併用投与による治療効果の評価を行うことは当然であり、それでも管理目標値まで LDL-C を低下させることが困難なハイリスク集団で PCSK9 阻害薬の適応を検討します。またスタチン不耐症の二次予防でも PCSK9 阻害薬の適応が検討されます。

患者さんがこの基準に当てはまる場合は、冠動脈疾患またはアテローム血栓性脳梗塞の再発は生命の危機を招く可能性が極めて高いが LDL-C の低下療法の恩恵が高い可能性があることを伝え、適切に治療を継続するよう勧めてください。

Ⅴ．原発性・続発性脂質異常症

Q51 日常診療で見落としてはいけない原発性脂質異常症を教えてください。

A 原発性脂質異常症とは、血液中の TC や TG が増加・減少する脂質異常症の中で、原因となる疾患や薬剤服用を伴わないものをさします。

原発性高脂血症：

原発性高脂血症としては、冠動脈疾患を高率に発症する家族性高コレステロール血症（FH）ヘテロ接合体・ホモ接合体（ホモ接合体は**指定難病79**）、家族性Ⅲ型高脂血症、家族性複合型高脂血症、急性膵炎を高率に発症する原発性高カイロミクロン血症（**指定難病262**）を見落とさないようにしましょう。

FH は、出生時から高 LDL-C 血症が持続する常染色体顕性（優性）遺伝疾患で、LDL 受容体機能の遺伝的な異常に起因します。FH ヘテロ接合体の頻度は一般人口の約300人に１人と高頻度であり、冠動脈疾患罹患率が高く若年死リスクもある疾患です。高 LDL-C 血症では FH を疑い、未治療時 LDL-C 値を確認し、腱黄色腫の診察と家族歴の聴取を行うことが重要です。なお、アキレス腱肥厚は FH に特異的な身体所見ですが、肥厚の目立たない症例もあり、注意が必要です。また、家族調査をするだけでなく、家族への診断・治療機会を提供することも大切です。早期に診断し、治療をすすめることが大切ですが、若年者ではまだアキレス腱肥厚も目立たず、家族歴に乏しいことも多く、診断が難しいこともあります。そのような場合でも、LDL-C の持続高値そのものが冠動脈疾患のリスクであることを意識し、FH も FH 疑いもしっかりと治療することが大切です。なお、FH 以外に高 LDL-C 血症や黄色腫を呈する鑑別疾患として、シトステロール血症（**指定難病260**）や脳腱黄色腫症（**指定難病263**）があり、FH としては非典型的な症状がある、両親のどちらにも高 LDL-C 血症がないなどの非典型例では、これらの可能性に注意が必要です。

TC と TG の両者が高くなる高脂血症にはⅡb 型とⅢ型高脂血症があります。その鑑別にはリポ蛋白の電気泳動法が有効で、broad β バンドが認められれば、アポリポ蛋白 E の異常による家族性Ⅲ型高脂血症が疑われます。Ⅱb 型高脂血症では、思春期以降に高脂血症を呈する家族性複合型高脂血症の場合があります。家族性複合型高脂血症ではⅡa 型やⅣ型高脂血症を呈する場合もあり、診断には脂質異常症の型を含む家族調査が重要です。家族性複合型高脂血症の多くの症例は多因子遺伝と考えられています。いずれの場合でも、若年から持続する脂質異常症によって冠動脈疾患等の発症リスクが非常に高くなるため、その他の危険因子とともに適正に管理し、動脈硬化症を予防することが重要です。

また、TG が 1,000 mg/dL を超える場合には、カイロミクロンの増加するⅠ型やⅤ型高脂血症を疑います。急性膵炎のリスクに注意が必要です。リポ蛋白リパーゼ（LPL）やアポリポ蛋白 C-Ⅱ の欠損などの遺伝子異常の他に、LPL 経路の蛋白（GPI-HBP1など）に対する自己抗体が原因の場合もあり、膠原病の合併にも注意しましょう。Ⅰ型やⅤ型高脂血症が疑われるケースでは、糖尿病、アルコール、肥満、妊娠な

どの負荷が加わると急に増悪して膵炎を発症することがあります。健康診断や採血検査で著しい高TG血症がある時、「乳糜（＋）」のコメントがある時は、必ず再検査して、見逃さないようにしましょう。

原発性低脂血症：

　原発性低脂血症には、原発性低HDL-C血症と、原発性低LDL-C血症があります。原発性低HDL-C血症は、HDL-C＜25 mg/dL、原発性低LDL-C血症は、LDL-C＜15 mg/dL、apoB＜15 mg/dLがスクリーニング基準となります。冠動脈疾患や眼科的疾患、腎障害などのリスクとなる原発性低HDL-C血症（LCAT欠損症（**指定難病259**）、タンジール病（**指定難病261**）、アポリポ蛋白A-Ⅰ欠損症）、脂溶性ビタミンの欠乏により様々な障害をきたす原発性低LDL-C血症（無βリポタンパク血症（**指定難病264**）、家族性低βリポタンパク血症（FHBL）１（ホモ接合体）（**指定難病336**））は見逃さないように気をつけましょう。上記のスクリーニング基準にあてはまる時は、適宜専門医にご相談ください。

　原発性脂質異常症の各疾患については、厚労省の「原発性脂質異常症に関する調査研究班」ホームページ＊（https://nanbyo-lipid.com）、難病情報センター＊＊（https://www.nanbyou.or.jp）の各疾患のページ、日本動脈硬化学会の原発性低脂血症についてのページ＊＊＊（https://www.j-athero.org/jp/wp-content/uploads/publications/pdf/guide2023_s/hypolipidemia2023.pdf ）をご参照ください。遺伝子診断・遺伝カウンセリングが必要になる場合もありますので、適宜専門医にご相談ください。

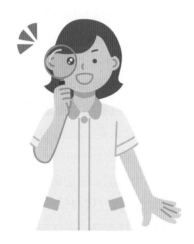

＊　厚労省「原発性脂質異常症に関する調査研究班」	
＊＊　難病情報センター	
＊＊＊ 日本動脈硬化学会「原発性低脂血症の診断と治療」	

Q52　若年のFHの診療において注意すべきことを教えてください。

A 　FHは、若年時からのLDL-C高値の持続によって冠動脈疾患の生涯リスクがきわめて高い遺伝疾患であるため、若年で動脈硬化性疾患の既往のない一次予防の段階であっても、原則として薬物療法を開始すべきです。

　まず、ホモ接合体かヘテロ接合体かの鑑別が必要です。両親がともにFHの場合やLDL-Cが400 mg/dLを超える場合にはホモ接合体を疑い、早期に専門施設への紹介が望ましいでしょう。10歳以上のヘテロ接合体では、食事・運動療法を行いながらガイドラインを参考に薬物療法を開始します。

　小児でも成人でも、ヘテロ接合体における第一選択薬はスタチンですが、管理目標値は異なることに留意します。また、スタチンは妊娠中・授乳中には禁忌であることから、妊娠可能年齢の女性に対しては、妊娠の予定について相談した上で治療計画を策定し、適切な時期にスタチンを休薬する必要があります。

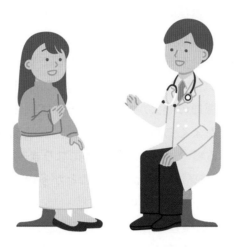

Q53　FH を見つけるコツがあれば教えてください。

　FH は出生時から高 LDL-C 血症が持続する遺伝性疾患で、LDL 受容体機能に関わる遺伝学的異常に起因します（41ページ「図7-2」参照）。

　FH ヘテロ接合体はおよそ一般人300人に 1 人と高頻度なため、健康診断やプライマリケアで容易に遭遇する遺伝性疾患の一つであり、すでに高 LDL-C 血症でスタチンを内服している患者の数％を占めていると報告されています。

　診断基準では特異度の問題から成人では「未治療時 LDL-C 180 mg/dL 以上」とされ日本人の 1 割弱がそれにあたります。FH 患者では LDL-C の高値が多く認められていますが、実際には 1 割程度の成人 FH の LDL-C は160〜180 mg/dL です。なお15歳未満の小児 FH の診断基準は「LDL-C 140 mg/dL 以上」です。

　FH を見つけるコツは**「高 LDL-C 血症の全例で腱黄色腫の有無を確認し、家族歴を確認すること」**です。その上で以下の点に留意するのがよいと思われます。

①腱黄色腫は FH に特異性が高い：LDL-C 高値自体は特異性が低い所見ですが、FH の
　6 〜 7 割は特異性の高いアキレス腱黄色腫を呈するため、腱黄色腫を伴う 180 mg/
　dL を超える高 LDL-C 血症は臨床的に FH と診断されます。ただし特に若年者 FH で
　はアキレス腱肥厚を認めない、もしくは軽度であることが多く、20歳程度では腱黄
　色腫を確認できるのは半分以下です。X 線撮影によるアキレス腱肥厚は、遺伝子異
　常で診断された症例を含めた検討により2022年版ガイドラインから男性 8.0 mm 以
　上、女性 7.5 mm 以上へと判定基準が引き下げられており、また超音波法による男
　性 6.0 mm 以上、女性 5.5 mm 以上も採用されており、軽度肥厚による診断が可
　能となりました。積極的な客観的測定が勧められます。なお、FH の 3 − 4 割はア
　キレス腱肥厚を生じませんので、アキレス腱肥厚がないことでは FH を否定できま
　せん。

②家族調査が重要：FH は常染色体顕性遺伝であり、家族調査を行うことで臨床診断できる可能性が高くなります。家系図を書きながら近親者から一人一人確認していきますが、一度で完成する必要はなく、徐々にで良いので患者さんの協力を得ながら範囲を広げましょう。親子でも LDL-C 値を知らないことはよくありますので、健康診断結果などで具体的な値を確認することも有効です。特に高コレステロール血症がある場合は積極的に診察を勧めましょう。FH と診断された場合は、家族全体に適正な医療の機会を提供することが大切です。

③若い時期から LDL-C が高い：若年時からの高 LDL-C 血症は FH を疑う根拠になります。ただし、採血の機会が無い、あるいは採血をしてもコレステロール値を測定していないこともよくあります。10歳代、20歳代の採血記録でコレステロール値の記録が残っている場合は、とても参考になりますので是非とも確認をお願いします。

④極めて LDL-C 値が高い場合は FH のことが多い：LDL-C 値が 250 mg/dL 以上では FH である確率が高くなります。

⑤「FH疑い」としての検査・治療：FH の確定診断がつかなくとも、疑い例として検査・治療を進めることは現実の医療として大切です。治療開始前の LDL-C 値が得られない場合なども含まれます。経過観察中に新たな家族の情報を得ることもあります。

⑥遺伝子診断の有用性：2022年 4 月より家族性高コレステロール血症の遺伝学的検査が保険収載されており、一定の施設基準を満たす場合に実施可能です。FH では 6 ～ 7 割程度で原因遺伝子変異が確定できます。特に重症例では遺伝子診断でホモ接合体とわかる場合もあり、難病指定の根拠として重要になる場合があります。ただし遺伝学的検査で陰性であっても FH は否定されないことに注意が必要です。診断に迷われる場合や必要性が高いと思われる症例については専門医にご相談ください。

「日本動脈硬化学会認定動脈硬化専門医一覧」：
https://www.j-athero.org/jp/specialist/medical_specialist/

「家族性高コレステロール血症紹介可能施設」：
https://www.j-athero.org/jp/wp-content/uploads/specialist/pdf/fh_institution.pdf

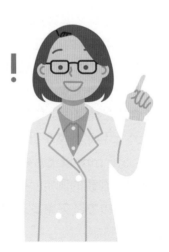

Q54 FH の二次予防の患者さんです。経口薬で LDL-C 130 mg/dL の状態だったので PCSK9 阻害薬を始めました。PCSK9 阻害薬開始当初は 40 mg/dL まで下がっていたのですが、最近は 100 mg/dL まで上昇してきています。どのようなことを考えて対応すればよいでしょうか？

A 　FH では、スタチン最大耐用量にエゼチミブを併用しても、二次予防の LDL-C 管理目標値（70 mg/dL 未満）への到達が難しいのですが、ヘテロ接合体ではほぼすべての症例で PCSK9 阻害薬の追加により管理目標値達成が可能になります。

　しかし、PCSK9 阻害薬導入後に一旦低下した LDL-C 値が再び上昇してくる場合があります。自己注射導入直後であれば手技の確認も必要です。もし数ヶ月で LDL-C 値が上昇してくる場合は、まずスタチン等の内服アドヒアランス低下を考慮する必要があります。PCSK9 阻害薬が最大限に効果を発揮するためには、スタチン投与による LDL 受容体の活性化（と副産物としての PCSK9 分泌の増加）が前提だからです。

　しかし、良好なラポール形成 * のためには、単にアドヒアランス低下を責めるのは良くない場合があります。なぜなら患者さんやご家族が LDL-C 70 mg/dL 未満を下がりすぎと考えることがあり得るからです（一般的な基準では LDL-C 59 mg/dL 以下は異常値であり、専門外の医師から下がりすぎと言われることもあり得ます）。したがって、十分にコミュニケーションをとり、こちらも患者さんの思いを理解した上で、積極的脂質低下療法の有効性と安全性をふまえた、共同意思決定を行っていくことが好ましいと考えます。

　LDL-C コントロールがゆっくり悪化している場合（例えば年単位）は、スタチン内服不遵守以外の原因を考えます。体重コントロールや食事内容などの生活習慣、時には糖尿病や甲状腺機能低下など二次性脂質異常症も再評価する必要があります。

　　　* ラポール形成：双方向の円滑なコミュニケーションなどによって良好な信頼関係を構築すること。

Q55 LDL-C 260 mg/dL でアキレス腱肥厚もあったので、FH と考えスタチンで治療を始めましたが、LDL-C 値はほとんど下がりません。どのように対応すればよいでしょうか？

A 　FH の患者さんの中でもホモ接合体の患者さんであればスタチンの効果がない症例も多いのですが、本症例の LDL-C 値であれば FH ホモ接合体である可能性は低いと考えられます。一方、本症例のようにアキレス腱肥厚を認めてかつ LDL-C が上昇する疾患としては、FH 以外にシトステロール血症があります。シトステロール血症は、小腸からのコレステロールや植物ステロール（シトステロールなど）の吸収が亢進していることにより生じる疾患で、スタチンはほとんど効かないのですが、食事療法（コレステロールや植物ステロールの制限）や小腸からのコレステロール吸収を抑える薬（エゼチミブや陰イオン交換樹脂）が有効であることが特徴です。それゆえ、本症例では、まずは食事療法を指導して経過を見るとともに、コレステロール吸収阻害薬を投与してみてその効果を評価するのがよいでしょう。シトステロール血症は難病に指定

脂質異常症診療ガイド Q&A

されている動脈硬化性疾患発症リスクの高い疾患で、詳細は https://www.nanbyou. or.jp/entry/4857 をご参照ください。確定診断には血清シトステロール濃度の測定や遺伝子検査が必要ですので、専門医への紹介も考慮してください。なお、甲状腺機能低下症を合併している症例であれば、どのような症例でもスタチンの効果が認めにくいことが起こりうるので、甲状腺関連ホルモンの検査も行って続発性脂質異常症の有無を確認してください。

難病情報センター「シトステロール血症（指定難病260）」

 Q56 慢性腎臓病（CKD）を合併した脂質異常症の治療を教えてください。

A 　CKD は、心血管イベント発症の高リスク病態です。糸球体濾過量（GFR）が低下するほど、また同じ GFR なら蛋白尿が高度なほど、リスクが高くなります。その背景として、CKD に伴う古典的危険因子の増悪と、リン・カルシウム代謝異常など非古典的危険因子の関与が考えられており、包括的リスク管理が非常に重要となります。

　CKD における脂質異常症では、蛋白尿を伴う場合は高 LDL-C 血症を主体とした高コレステロール血症を呈しやすく、GFR 低下を伴う場合は VLDL および IDL などのレムナントの蓄積による高 TG 血症が認められ、しばしば低 HDL-C 血症を合併します。

　CKD における動脈硬化性疾患一次予防の脂質管理目標値は、LDL-C＜120 mg/dL、非絶食時や高 TG 血症合併時では non-HDL-C＜150 mg/dL が推奨されています。今回のガイドライン改訂に伴い、糖尿病と CKD を合併している場合には更に厳格な脂質管理を考慮し、LDL-C＜100 mg/dL、non-HDL-C＜130 mg/dL の管理目標値が提示されました。

　CKD を対象とした臨床試験の結果から、LDL-C 低下療法は、CKD 合併症例の動脈硬化性心血管疾患を有意に抑制することが示されています。ただし、透析治療期（CKD ステージ5D）においては、スタチンを用いた脂質低下療法を新たに開始しても心血管イベント発症リスクを有意には抑制できなかったことから、CKD 早期からの脂質対策が重要であると考えられています。CKD 患者を対象としたランダム化比較試験で TG を低下させる薬物療法により心血管リスクが低下することを示したエビデンスはありません。しかし、2 型糖尿病患者を対象としフェノフィブラートを用いた FIELD 試験の結果を腎機能で層別解析した事後解析によると、eGFR 30-59 mL/min/1.73 m^2 の患者群では有意に心血管イベントや心血管死亡のリスクが低下していることが示されています。

　腎機能低下症例では、薬物療法を行う際は、安全性への配慮が特に大切です。腎機能低下例においてもスタチン、小腸コレステロールトランスポーター阻害薬、プロブコール、陰イオン交換樹脂、イコサペント酸エチル、オメガ-3 脂肪酸エチル、および胆汁排泄性の選択的 PPARα 作動薬ペマフィブラートは慎重に使用可能ですが、腎排泄性のフィブラート系薬は腎不全では禁忌です。横紋筋融解症などの有害事象を避け

るため、慎重に薬剤や用量を選択し、投与開始後は効果と安全性を確認し、その後も慎重な観察が重要です。腎機能は経年的に低下していく場合が多いため、適宜、薬物療法継続の是非、投与量調整の要否について検討することが望まれます。

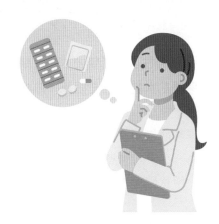

Q57 肥満（者）の脂質異常症の特徴は何ですか？どのような食事療法や運動療法が必要ですか？

　肥満症では、内臓脂肪蓄積や脂肪肝などの異所性脂肪蓄積を基盤にインスリン抵抗性が増大しています。その結果、肝臓から過剰に VLDL が産生され、またリポ蛋白リパーゼの活性が減弱することで、TG を多く含むリポ蛋白が血中にうっ滞し、HDL-C が低下します。したがって、肥満に起因する脂質異常症では高 TG 血症と低 HDL-C 血症を示すことが特徴的です。もちろんコレステロールや飽和脂肪酸の摂取過剰が加わって、高 LDL-C 血症を伴うこともよく認められます。また、これらの量的異常にくわえて質的異常もともないやすく、レムナントリポ蛋白、酸化 LDL、small dense LDL などの動脈硬化惹起性リポ蛋白が出現し、食後高脂血症がよくみられることも特徴です。

　内臓脂肪型肥満は、脂質異常症の他、糖代謝障害や血圧上昇をともないやすく、メタボリックシンドロームを引き起こすため、動脈硬化性疾患発症の高リスク病態と考えられます。個々の数値の異常に対してそれぞれ治療を行うことも必要ですが、生活習慣の見直しを中心に減量を目指すことが最も重要で、脂質異常症の改善も期待できます。

　食事療法としては、適正な総エネルギー摂取量のもとで炭水化物のエネルギー比率を50-60％の設定の中でやや低めにし、アルコールの過剰摂取を制限します。果物や果糖含有加工食品も過剰摂取は避け、一方、n-3 系 PUFA の摂取を増やします。長期に極端な炭水化物を制限することは臨床的なエビデンスがなく勧められません。運動療法としては、レジスタンス運動を取り入れながらウォーキングなどの有酸素運動を中心に、継続することが大切です。毎日の体重測定と記録を習慣化し、体重管理を意識づけていきましょう。

Ⅵ. 女性・小児

Q58 女性の脂質異常症への対応を教えてください（妊娠、出産、授乳時の対応を含めて）。

　閉経前女性のLDL-Cは男性より低値ですが、閉経後急増し男性より高値を示すようになります。また、閉経前女性の心筋梗塞、脳梗塞発症率は男性に比べ低いですが、閉経後は上昇し男女差が縮小します。

　閉経前女性の脂質異常症に対する治療は生活習慣の改善が中心ですが、動脈硬化性疾患発症リスクが高い一次予防患者、FH、二次予防患者などでは薬物療法が必要な場合もあります。また、甲状腺機能低下症や原発性胆汁性胆管炎などの続発性脂質異常症の鑑別が必要です。

　閉経後女性の動脈硬化症発症リスクは閉経前に比べて高まるので、生活習慣改善を基本としつつ、危険因子の状況をみて薬物療法を検討することが大切です。

　妊娠可能年齢の女性の脂質異常症に対する薬物療法には注意が必要です。胎児、乳児に対するスタチン、フィブラート系薬の安全性は確立されておらず、催奇性の報告もあり妊婦、授乳婦に対する投与は禁忌です。

Q59 脂質検査ご希望の小児が来院されました。何歳ごろ行えばいいでしょうか？

　一般に、小児では成人のような市区町村や職場の健診がありません。ですから他の目的の採血であっても機を逃さずに、LDL-C（もしくはTC）だけでもチェックして下さい。脂質異常症の家族歴がある場合にはなおさらで、米国でも2歳から推奨しています。本書の基準は乳幼児でも用い得ます。家族性高コレステロール血症（FH）では早期治療で予後が変わります。小児期に複数回の採血機会があったのに、成人期に冠動脈疾患ではじめてFHが診断されるのは非常に残念です。非空腹時でもよいので、早めに行って下さい。

Q60 FHの10歳児。LDL-C 190 mg/dL ですが、すぐにスタチンを使用すべきですか？

　FH小児の薬物療法開始基準（10歳以上でLDL-C 180 mg/dL以上）を満たしていますが、まずは、食事と生活習慣の指導を十分行い体重管理も行います。これらの指導がとても効果的な例があり（他の要因があるかもしれません）、また、LDL-Cの測定値自体も多少変動があります。ですから、半年程度観察し、LDL-Cが明らかに低下するようならしばらくは生活習慣改善で経過をみても良いと思います。ただし、効果が乏しいようなら薬物療法（スタチンの使用）に踏み切るべきでしょう。また、いったん180 mg/dL未満となっても思春期終了後LDL-Cは上昇しやすいので注意が必要で

す。個々のケースで背景も状況も異なりますので、お近くの専門医とも相談してみて
ください。

Q61 小児の内臓脂肪蓄積は血清脂質に影響するのですか？

　小児においても内臓脂肪過剰な腹部肥満児がいます。肝機能障害や高インスリン血症などの生化学的合併症との関連性が高く、内臓脂肪蓄積のみで"肥満症"となります。 肥満小児における血清脂質異常としては、TC や LDL-C より、TG の上昇と HDL-C の低下が有意に内臓脂肪蓄積と関連します。内臓脂肪蓄積は CT による評価がベストですが、成人同様、腹囲で通常判定します。しかし、成長期の小児における基準値設定は難しいです。合併症推定の観点からは、腹囲身長比≧0.5は特異度が低いので、現時点では、感度・特異度ともに十分である「小学生 75 cm、中学生 80 cm」を用いるのが最良と考えられます。

22 代表的な臨床比較試験

以下の Web サイト URL、または QR コードでご覧ください。

https://www.j-athero.org/publications/guide_2023/supplement.pdf

本書に掲載の Web サイト一覧

掲載ページ	内容・出典・Web サイト URL・QR コード
p.11	**脳心血管病予防に関する包括的リスク管理チャート2019年版について** 日本内科学会雑誌 2019；108：1024-69 https://www.naika.or.jp/info/crmcfpoccd/
p.33 p.36 p.188	**低脂血症の診断と治療** 日本動脈硬化学会ホームページ https://www.j-athero.org/jp/wp-content/uploads/publications/pdf/guide2023_s/hypolipidemia2023.pdf
p.45 p.47 p.184	**動脈硬化性疾患発症予測アプリ Web 版** 日本動脈硬化学会ホームページ https://www.j-athero.org/jp/general/ge_tool2/
p.75	**健康づくりのための身体活動基準2013** 厚生労働省ホームページ https://www.mhlw.go.jp/stf/houdou/2r9852000002xple.html
p.87 p.133 p.190	**家族性高コレステロール血症紹介可能施設等一覧** 日本動脈硬化学会ホームページ https://www.j-athero.org/jp/wp-content/uploads/specialist/pdf/fh_institution.pdf
p.87	**日本アフェレシス学会** 日本アフェレシス学会ホームページ https://www.apheresis-jp.org
p.122 p.192	**シトステロール血症（指定難病260）** 難病情報センターホームページ https://www.nanbyou.or.jp/entry/4857
p.123	**脳腱黄色腫症（指定難病263）** 難病情報センターホームページ https://www.nanbyou.or.jp/entry/4619

動脈硬化性疾患予防のための

脂質異常症診療ガイド2023年版

2023年 6 月30日　　第 1 版第 1 刷発行

編　　　　集：一般社団法人 日本動脈硬化学会

発 行 ・ 販 売：一般社団法人 日本動脈硬化学会
　　　　　　　〒113-0033
　　　　　　　東京都文京区本郷3-28-8 日内会館 B1
　　　　　　　Email：jas_gl@j-athero.or.jp
　　　　　　　FAX：03-5802-7712

制作・印刷・製本：レタープレス株式会社

ISBN 978-4-907130-07-7
定価（本体2,500円＋税）